放松训练提升你的生活品质

彻底摆脱过劳症

德国心理医师教你独特的放松方式

[德] 洛塔尔·辛德勒 (Lothar Hinderer) [中] 邵威佳 合著

DIE
KUNST
DER
GELASSENHEIT

Entspannungstraining für
ein besseres Leben

U0377621

东华大学出版社·上海

图书在版编目 (CIP) 数据

彻底摆脱过劳症：德国心理医师教你独特的放松方式 /
［德］洛塔尔·辛德勒，［中］邵威佳合著 . —上海：
东华大学出版社，2016.1
ISBN 978-7-5669-0988-6

Ⅰ. ①彻… Ⅱ. ①洛…②邵… Ⅲ. ①疲劳（生理）—消除
—基本知识 Ⅳ. ①R161

中国版本图书馆 CIP 数据核字（2016）第 017572 号

彻底摆脱过劳症：德国心理医师 教你独特的放松方式 Die Kunst Der Gelassenheit	［德］洛塔尔·辛德勒 ［中］邵威佳　合著	策　　划　法兰西论坛 责任编辑　沈　衡 版式设计　顾春春 封面设计　903 工作室

东华大学出版社

上海市延安西路 1882 号，200051

网址：http://www.dhupress.net

淘宝店：http://dhupress.taobao.com

天猫旗舰店：http://dhdx.tmall.com

营销中心：021-62193056　62373056　62379558

投稿信箱：83808989@qq.com

常熟大宏印刷有限公司印刷

开本 850 mm × 1168 mm　1/32　印张 3.75　字数 104,000　印数 3000 册
2016 年 1 月第 1 版　2016 年 1 月第 1 次印刷

ISBN 978-7-5669-0988-6/R·011

定价：36.00 元

唤醒内在放松的态度

德国罗伊特林根大学教授，禅坐导师，海尔姆特·凯兹 (Prof. Helmut Ketz)

在德国的文化领域里，"Gelassenheit"（表示放松，放下，觉悟等）这个单词早在七百多年前，就曾由德意志神秘主义神学家、哲学家埃克哈特大师 (Meister Johannes Eckhart，约 1260 ~ 1327) 使用过了。埃克哈特大师用它来表示从遮挡我们看清真实世界的观念中解脱出来。今天我们更多的用它来表示"放下"，然而"放下"是一个有意识的行为，而我们每个人都一定有过这样的经验，就是我们对自己的情感只有部分的影响力。所有令人感受到压力的情境也是如此，以及由此引起的导致压力产生的感觉。

心理医师洛塔尔·辛德勒在本书里向读者展现了一系列的放松练习和技巧，为读者指明了唤醒内在放松心态的道路，以更好的处理我们生活中出现的压力。洛塔尔为读者提供了道路的导向，让每位读者都可以发现适合自己的方式，同时他在书中为读者准备的练习有详尽的描述、可以直接运用并产生实际的效果。书中所有的指导和练习都直指身体、精神和灵性的整体方面——包括从西方文化中发展而来的方法。

在书中描述的诸多放松方法中，其中的两种方法是我从这些方法的创始人处学习而得，并且多年来练习至今。克劳斯·托马斯博士 (Dr. Klaus Thomas) 发展了自生训练的高阶练习，这是一种借助想象力的练习，其效果在心理健康的实践中得到了广泛的证实。格尔达·亚历山大老师 (Gerda Alexander) 发展了一套以身体为中心的练习方法优动宜 (Eutonie)，重点训练对身体的感觉能力。基督教牧师雨果·拉萨尔把禅宗的打坐从日本带到了欧洲，我也有幸从拉萨尔老师学习了打坐。从我个人的经验来说，我完全同意作者的观点，只有富有耐心且兼具经常日久的练习才能达成内心真正的放松。

本书中描述的所有方式既有具体的练习方法，同时也可以让读者在此过程中体验到自我内心的改变。书中所有的放松练习都完全尊重练习者自我选择的权利，与所知的其他教导放松的方式相比，练习者无需把自我成长的责任交托给自己以外的人。当然，当读者决定选择一种或多种方式加以深化练习后，我建议你可以寻找有资质的老师的帮助，他可以给予你高阶的引导或者深入指导你的练习。

在此，我祝福所有的读者，通过阅读本书都可以找到获得内心平静和放松态度，并且拥有坚强的毅力，能一步一步的走好这条道路。你无需成为一个更好的人，但是我相信你的生活态度一定会发生积极的改变。

序

作者洛塔尔·辛德勒 (Lothar Hinderer)

中国在过去的几十年里，对经济的提升和人民生活水平的提高做出了巨大的努力，并且获得了令人瞩目的成功。在我们西方人的眼里，中国人被认为是非常勤奋，聪明和灵巧的人。在这方面，中国人和德国人非常相似。

我们两国人民的勤劳工作创造出了很大的利益，然而却也潜藏着巨大的危险：一个人，如果只为他的工作而活，为他的事情让所有的精力"燃烧"，就很容易产生风险，导致精疲力竭，给自己带来伤害，最终健康"失火"，而不仅仅只是"燃烧"。

这样的结果就是所谓的过劳症，一种特殊的无力和虚弱：生活感觉越来越吃力，曾经充盈的身体和精神的能量消失了，每天生活（工作）的各种挑战觉得难以应付。在西方社会，因为这样的原因而请病假的情况越来越多，在很大程度上造成人和经济的损失。

在我的心理学，神学和教育学的学习生涯中，我发现了具有几千年历史的中国古老哲学中的瑰宝。生命的能量，所谓的"气"，在其中扮演了关键的角色。重要的是要养气（比如通过练习气功）和不断追求两极之间的动态平衡。我们西方人把这称作"工作和生活的平衡"(Work-Life-Balance)。

通过在西方发展起来的一些系统性的练习，比如"自生练习"(Autogenes Training)，"渐进式肌肉放松练习"或者"优动宜"(Eutonie)，可以及早而有效的对抗过劳症状，并降低出现如忧郁症等严重疾病的风险——或者也可以为这些严重心理疾病的心理治疗提供卓有成效的支持。

在这方面，东方和西方的智慧携手并进，旨在共同促进所有人的健康。这简直太美妙了！多年来，从我在大学和其他教育机构教授的冥想和放松课程里，以上发现不断地给我新的启示。

作为德国领先的罗伊特林根大学 (Reutlingen University) 的老师，我和本书的译者和共同作者邵威佳在很多年前有缘结识。现在在你面前呈现的这本中文版译本，经过了多方面内容的添加和完善，并且更加贴近当今中国工作和生活的现实情况。这是一本对每个人来说可以反复查看的练习手册，其中用简单易懂的方式描绘了来自东方和西方的深度放松技巧，以及多年来在实践中被证明实际有效的达致工作生活平衡的成功方式。我的实践告诉我，并没有所谓"唯一的"一种方法，用同样的方式可以适合于所有的人。所以在本书中，我们介绍了一系列不同的使你获得更好更健康生活的方式。

我非常高兴地看到本书的中文版在中国大陆得以出版和发行，我也很高兴能通过这种方式，把我从中国精深博大的文化和思想中得到的诸多收获，回馈一小部分给中国的读者朋友们。

自序

　　十年前，我还在德国为学业和生活奔波，沉重的压力几近把我压垮。一次偶然的机缘巧合，我和洛塔尔老师相识，并于一天下午来到了老师位于罗伊特林根大学校园附近的工作室寻求他的帮助。那天的很多细节在多年之后依然历历在目。我坐在洛塔尔老师对面的沙发椅上，面对着他高大的身形，把我多年来积压在心底的"伤痛"和"心结"一股脑儿的倾吐了出来。耐心地听完了我的话，洛塔尔老师对我说："人生不是高速公路"(Leben ist keine Autobahn)。

　　那天下午的谈话改变了我之后的人生。那是一个真正的起点，就好像走在法国沙特尔大教堂那巨大的镶嵌于石板中的曼陀罗迷宫里，走进了死胡同怎么也出不来，老师并没有为我指出通往终点（中心）的出路，他的话却把我带回到了起点，因为只有重新从起点出发才有可能找到新的途径。

　　于是我开始跟随洛塔尔老师学习他多年来总结出来的一整套完整的进入深度平静和放松的方法。洛塔尔老师的方法是循序渐进的，从摆脱自己习惯的但却不再适应新的挑战和环境的旧有的思维和行为模式开始，辅之以部分我之前有所了解却从未真正去实践过的放松练习。在洛塔尔老师的教法体系中，没有"强迫"这个词，因为他认为真正的放松是自然而然产生的，所以他要求练习者带着"……更像是一场舞蹈或是游戏，而不是一场斗争或努力……"的态度去学习他教授的"放松的艺术"。洛塔尔老师的教法的根本目的，是他最常引用的法国教育家卢梭的一句话"人最重要的任务是成为有人性的人"(Menschen seid menschlich, das ist eure vornehmste Aufgabe)。当一个人学习放弃用紧张和焦虑的态度来面对自己和周围的世界的时候，才是一个"最有人性的人"，而放松和平静既是一种充满力量的心理状态，从本质上来看，却正是人性最好的诠释和展露，而这种心理状态，洛塔尔老师认为是一种好的品质和一门艺术，是每个人都可以学习并且学会贯通的。

　　最近在国内生活和工作的这几年，我越来越多地观察到，一种平静和放松的心态变成了极大多数人的稀缺物。我们的身边有个赶不走的"小偷"，这个小偷不拿走我们的金钱，也不拿走我们的房子或汽车，却一直在偷窃我们的幸福感，让我们在工作的时候紧张，坐地铁挤公交的时候紧张，就连排队等候的时候也会紧张……如果要列一张让我们感觉紧张的事情的清单，相信很多人都可以写满好几张纸。而这个偷窃我们极为珍贵的幸福感的"小偷"有个主使，所有人都知道他的名字，叫做"压力"。正是社会环境的剧烈变化，人际关系的渐趋冷淡，工作时间的延长工作本身渐增的复杂性，孩子的学业和前途等等的因素造成了我们每天都生活在"巨大"的压力下，而最糟糕的是，往往当我们还没有学会或者准备好去面对甚至对抗压力的时候，压力却不随我们意志的越变越大，而有时候，这种结果可能是致命的。

于是，我开始着手翻译洛塔尔老师多年前在德国出版的介绍他完整教法的《放松的艺术》(Die Kunst der Gelassenheit)。因为我通过自身的实践，确信这是可以帮助到所有人的方式，即使这并不是我们所知道的唯一方式，但是如果你准备好了想改变你的生活，尤其首先是想改变你面对压力的理解和态度的话，无论用什么方式进行，你都需要一个开始。洛塔尔老师的方法帮助了很多的人，他让读者从有趣的字里行间学习到新的知识，启发对自我的全新认识，轻松地掌握效果显著的放松练习，而这正是一个可以让你迅速开始的最佳切入点。洛塔尔老师的教法还有一个有异于别人的特点，而这个特点正是根植于德国人对待事物一丝不苟，钻研到底的态度，在他的文字（语言，人格）里随处体现出一种科学般的严谨，人文的情怀，并展现出心灵高层次的爱的能力，透过文字直达你的内心。

为了适应新的时代发展，包括在我们这个文化环境里人们所面对的压力，并让国内的读者朋友们能更好地了解和实践书中所提供的方法，我对全书的内容和结构做了部分修改和添加，由此我也有幸在成为这本书的译者的同时，成为了本书的共同作者。我希望这本书可以成为伴随读者朋友们生活的工具，你可以随时翻看，学习书中提供的练习，另外也有机会让你对自己的惯有思维，自己潜藏和显露的压力做一个"清查库存"般的总结和了解，并切实的一步一步地分析自己的压力来源和摆脱它们的可能性以及措施，最终，你将拥有属于你个人的长期的减压计划。

最后，我也希望能把我所理解的这本书最根本的目的，原原本本的传递给国内的读者朋友们，也即，这不是一种为了医治头疼而开发的类似阿司匹林的药物，你最终学到的并不是所谓摆脱和战胜压力的方法，你正在开启的是一段前所未有的自我发现的旅程，你将提升意识的地平线，用崭新的视角看待世界，并为进入未知的未来做好充分的准备。最终，也许你还是普通工作岗位上的那个你，或者繁杂家庭劳动中的主妇，但是也许你哪儿也不需要去，因为当你用新学到的深入的平静和放松的态度来面对生活和工作的时候，你在当下就已经是能够自信面对一切压力的那个全新的你了。

我的博客：http://anti-stress.blog.163.com
我的 e-mail：gelassenheit@163.com

邵威佳
2015 年冬季于上海美兰湖

目录
CONTENTS

你是否经常有这样的感觉，

面对工作和生活中的压力却倍感无助？

这种状态不必一直持续下去。

你的很大一部分压力可以通过一些针对性的方法而得以避免，

或者至少能够在很大程度上使压力变得可以忍受。

现在在你面前的这本书可以帮助你更好的战胜压力。

它告诉你如何可以辨识生活中的压力。

借助形式各异的练习，你可以更好的分析个人的压力因素，

并在此基础上设计你个人的摆脱压力的计划。

你会学习到冥想和其他放松技巧，

通过这些练习，你会获得极为深入的放松，平静和内心觉悟的感觉，

这将帮助你最终彻底摆脱过劳症的困扰。

第一章 认识过劳症

当你持续的有睡眠质量方面的问题的时候，这可能是一个重要的信号，表示你罹患了"过劳症"。过劳症是一种主要由工作或其他方面的压力所引起，造成的身体，情感和精神方面的极度耗竭。按照现代科学的分类，过劳症不被认为是一种疾病，而是在处理生活中面临的困难和挑战方面出了问题。

识别过劳症

现代社会快速的生活节奏，高强度的工作内容，复杂多变的社会环境，使每个人的肩上都扛着重重的压力。没有人有神奇的方法可以轻松地逃避压力，而持续的压力会造成身体和精神方面的疾病，是一个广为人知的事实。即使是对自我的能力以及周围现实的环境有清醒认识的人，也不能说在人生的所有阶段或者某个特殊的环境里，可以永远做到轻松自如地对付压力。

人在处于令人烦恼的压力环境下，可能直接造成的第一个身体症状就是睡眠质量的降低，甚至产生睡眠方面的障碍。世界卫生组织几年前对14个国家15个地区超过2万人的调查显示，27%的人有包括失眠在内的多种睡眠障碍。而根据中国睡眠研究会公布的数据，我国人群中存在睡眠障碍的为38%，高于世界平均水平。

此外，几年前有专业机构在全国范围内开展了"中国职场人士睡眠健康调查"，选取的调查对象包括十个比较有代表性的中产职业人群，分别是：党政机关公务员、金融/保险从业者、IT人士、广告/传媒人、医疗工作者、教育工作者、法律工作者、私营企业者、职业经理人、科研人员。调查的结果令人吃惊: 逾八成 (83.9%) 受访者表示自己存在入睡困难、睡不踏实、多梦等"睡眠亚健康"状况, 近九成 (86.7%) 受访者感觉自己的实际睡眠时间与理想睡眠时间有差距, 睡不够觉。

充足而有质量的睡眠不只是令人产生拥有健康和舒适的感觉, 同时也是当代职场里保持专业素养和能力的重要前提。所以, 当你持续的有睡眠质量方面的问题的时候, 这可能是一个重要的信号, 表示你罹患了"过劳症"。

过劳症是一种主要由工作或其他方面的压力所引起, 造成的身体, 情感和精神方面的极度耗竭。按照现代科学的分类, 过劳症不被认为是一种疾病, 而是在处理生活中面临的困难和挑战方面出了问题。

按照美国社会心理学家马斯勒 (Christina Maslach) 主导发展的著名的马斯勒倦怠调查普适量表 (Maslach Burnout Inventory) 的内容和定义来看, 过劳症的症状有三个不同的层面:

» **情感耗竭**。主要表现出来的症状特征是: 容易激动, 紧张和缺少主动做事情的动力。典型的例子是类似这样子的表述"我感到精疲力竭, 我觉得我所做的工作毫无乐趣……"

» **人格解体**。主要症状特征是: 冷漠的态度, 疑心重, 与人或事物的距离感。典型的反映这方面症状的表述"我感到越来越难和客户或顾客建立一种信任的关系……"

» **成就感降低**。主要的症状表现是: 认为所从事的工作没有意义, 自我感觉缺少重要性, 工作效率降低。这里, 典型的表述可能是"我越来越感觉不到, 我能够真正的帮助到别人或者对事情可以起到影响力……"

患有过劳症的人, 会持续地感觉到在工作上有思维迟滞以及乐趣缺失的情况。但是, 这里需要着重指出的是, 虽然从某些方面来看, 过劳症所表现出来的症状和忧郁症相似, 但是两者属于完全不同的范畴。过劳症患者虽然表现出思维方面的迟滞和感觉到工作乐趣的降低甚至缺失等症状，但是这些症状会在比如度假的时候明显减轻，而忧郁症患者则是在所有的领域——生活和工作方面——都表现出较为严重的自我限制。另外，严重的忧郁症状表现为完全无法感到愉悦，以及表情和肢体动作，尤其是发自肺腑的欢笑显著减少。

在研究压力和过劳方面成就卓著的德裔美国心理学家赫伯特·弗罗伊登伯格 (Herbert J. Freudenberger)，确定了过劳症症状从开始到严重化过程中的 12 个阶段，当然，以下所描述的步骤阶段可以不是按照既定的顺序而发展。

1. 极力渴望证明给自己或者给别人看

2. 过分追求工作成绩，以满足过高的期待

3. 长时间加班，而忽视其他的个人需求以及社会关系

4. 自我隐瞒或者逃避内在的问题和矛盾

5. 怀疑自己的价值体系，以及曾经对自己是重要的东西，如业余爱好和朋友交际

6. 不承认既有的问题，包容度降低以及轻视别人

7. 在很大程度上逃避社交生活

8. 明显的行为改变，逐渐扩大的价值缺失感，焦虑情绪变得严重

9. 由于和自我以及他人的联系降低甚至缺失从而表现出来的一种知觉障碍，所谓人格解体，生活变得越来越“机械化”

10. 内在感到空虚，并寄希望于藉由过度反应来填补这种空虚感（比如滥交，饮食习惯改变，滥用酒精和药物）

11. 抑郁，特征表现为比如冷漠的态度，感到绝望无助，精疲力竭和缺少希望和前景

12. 产生零星的自杀念头以逃避当前的处境；有严重的精神和心理崩溃的风险

以上所描述的过劳症发展的不同阶段，可以帮助你更好的发现和确认自己身上过劳症的潜在情况。

过劳症产生的原因

瑞士的医学社会学家约翰内斯·西格里斯特 (Johannes Siegrist) 于上世纪九十年代，提出了著名的付出——回报失衡模型 (Effort——reward imbalance model, 简称 ERI 模型)，来解释职业过劳产生的原因。

付出——回报失衡模型强调工作中的付出和回报之间的关系。该模型认为，工作对员工的要求（付出）以及资源（回报）之间的不平衡和不匹配，是导致过劳产生的主要原因。

如果把工作的要求和资源看成天平的两端，则工作对员工的要求是能量消耗的一端。它包括比如处于时间压力下的注意力的集中，对情感造成压力的情况，身体的紧张和压力以及工作本身渐增的复杂性和高要求。而资源则是能量来源的一端。它包括比如尊重和良好的归属感，成就感体验及反馈，参与公司事务决策的可能性，创造力和影响力以及个人的成长空间，学习提升和工作伦理。

所以，基于付出——回报失衡模型的解释，我们可以发现，作为预防和治疗过劳症的出发点在于建立（或重建）付出和回报之间的平衡。在此，我们所需的必备能力包括比如自我调节，自我管理或者执行力。

> 谁如果工作的时候像马一样劳累，像蜜蜂一样勤奋，而晚上像狗一样疲乏，那他应该去看一下兽医……因为也许他是一只骆驼！

如何避免过劳症

正如我们之前所提到的，如果过劳症不是一种疾病，而是无法很好的应对生活中面临的困难和挑战，那么在对于是否出现以及摆脱过劳症的症状这件事上，我一定能起决定性的影响力。

让我们往下深入一步！究其原因，过劳症的出现在于对压力的处理和管理不当。所以，如果要彻底摆脱过劳症，我们就必须管理好我们的压力。

"压力"是由加拿大心理学家汉斯·塞尔耶(Hans Selye)最早加以研究并引入的一个概念，表示"身体对某个要求的非特异性的响应"（我们会在第三章"通过运动减压"中详细的解释压力产生的机制）。所以，压力是我们身体的一种应激反应，而不是引发它的原因。从这个定义来看，压力，或者说应激反应，是一种中性的表达。作为应激反应，它和人类本身一样古老。应激反应的根本目的是激发潜能，以使我们人体在最短的时间内能达到最大的适应力，以成功应对新产生的各类挑战。但是在我们日常的生活中，我们往往用它来表示负面的意思，比如人们会说"我处于压力中"，"这又是充满压力的一天"等等。

在此，需要着重强调的是，在对待压力这个问题上适用这样的原则：我们完全经由个人对一件事的评估，来决定我们是否用负面的意义来诠释一件事是"给人以压力的"。换句话说，你的思想，以及完全属于你个人的对某个形势的估计和评估，会决定你在一种特定的情况下采用何种反应，以及在这种特定的情况下你的哪种能力和技巧可供你使用。

决定权完全在你自己的手里！

我们的思想充满了巨大的力量。你是把某件事情或者某种处境看作是有极大危险的，或者是严重的，抑或是看作可以解决的或者不可以解决的，对结果而言有着显著而巨大的区别。此外，你的思想还可以做决定，面对这件特定的事情和处境，下一步是保持冷静还是立即陷入恐慌。

而我们做决定的方式，是基于我们个人的理解力和自己的生活经验。一般来说，在做决定过程中，我们的大脑会按照以前采用过的熟悉的模式来处理当前信息，而通常来说，我们做的决定在这之前就已经确定了（最喜欢的地方，爱吃的菜等等）。

当我们面对生活和工作中新的挑战的时候，我们首先会用以前采用过的熟悉的模式来应对，或者至少尝试采用旧有的模式来解决问题。如果之前旧有的策略在某个具体的事情里突然不起作用了，通常来说，我们还是会倾向于顽固地抓住旧有的模式不放。

但是，为了使我们能切实的为迎接新的挑战做好准备，为了真正的用新的感觉去感受，用新的思路去思考和用新的方式去做事情，首先放下和抛弃一直以来沿用的旧有模式是绝对必要的，以使自己能对真正新的东西保持开放的态度。进一步来说，我们还需要新的能力和技巧，以充分地应对新的挑战，我们可以经由"标杆学习"或者"尝试错误法"的方式来获得这些能力以及技巧。

当我们身处压力的环境下，用某种兰博似的孤胆英雄般的思维方式无助于问题的解决，面对复杂的挑战，更多需要的是明智的判断力，设身处地体会他人感受的和充满弹性的反应能力，尤为重要的是，要尽可能的用平静和放松的态度来面对压力。

为了驾驭我们时代的挑战，我们需要"情商"或者所谓的"软技能"。这种能力和技巧包括诸如：同情心，沟通能力以及善良的人性，但同时也包括说不的能力或者把某个决定推进到底的执行力。这些能力能够也必须得到锻炼，以使我们作为个人和作为团体能在纷繁复杂的世界里生存下来。

每个人都在职场里扮演不同的角色，承担各自的责任，但是我们都可以在自己的能力范围内做出贡献，以阻止过劳，这一由压力所引起的精力耗竭，在我们所处的组织里病态的传播和扩大。

作为公司的老板，高级管理层，部门的领导或者团队的领袖，你可以发挥的影响包括：

» 创造好的工作氛围

» 发起组织团队活动（比如郊游等）

» 自己做好的榜样

» 提高团队和员工相互间的配合程度

» 采取措施阻止办公室政治中的冷暴力 (Mobbing)

» 设置监督员制度或者成立员工监督团体

» 设置导师制体系 (Mentor)

» 推广体操，瑜伽等健身运动

» 引入压力耐受力培训课程

» 提升员工的活动余地

» 奖励——要么让员工可以选择或者对所有的人一视同仁

作为员工，你可以采取如下的方式来阻止自己成为过劳的牺牲品：

» 仔细考虑并且经济的运用自己的能量。记住，时间短而强的压力比持续不断的压力更容易承受

» 注意每天的工作流程和内容，明确自己的人体昼夜节律——属于晨型人还是夜型人

» 每工作一个小时让自己短暂的休息下 (5 分钟就可以了)。如有可能，可以在打开的窗户前做些运动

» 每天至少留出 20 分钟休息时间离开你的办公桌，你可以做本书之后章节提供的放松练习或者在室外散个步

» 每天只检查三次邮件，以使自己能够不受干扰的保持连续工作的节奏

彻底摆脱过劳症

我们将通过本书接下来的篇章将向你揭示，生活中的许多压力因素，也许第一眼看上去无法改变，使你心灰意冷或者甚至痛苦不堪，实际上并不是这么回事。大多数的压力因素可以很好的得以避免，加以控制或者至少得以减轻。

同时，我们也会教给你有用的培养积极思维，和使你的身心得到极大平静和放松的工具。你会系统地学到当代社会学和心理学对压力研究的顶尖成果，辅之以一整套充满实践乐趣而效果异常显著的放松练习，以使你

有机会学习到高层次的放松的艺术。

我们希望，本书提供的练习和与众不同的思路能够为你指出一条中间的道路：使你把积极的思维和对你生活处境的现实分析结合起来，并且通过这种方式使你最终能够发展出完全属于你个人的"减压计划"。

第二章 摆脱惯常的思维和行为模式

真正深入的放松状态是可以通过学习而得的。在整个学习过程中，你只需要抱持开放的态度，强烈的动机，一点韧劲，以及最关键的是要有从旧有的思维和行为模式中摆脱出来的决心。请你试一下吧！你只需要稍微变通下，去练习和应用新的思维和行为模式，你可以试试把支配你生活中许多领域的"不是这样……就是那样……"的思维方式，用"既可以这样……也可以那样……"的态度来代替。

深入的放松真的可以学习而得吗？

有的人好像不会因为世界上的任何事情陷于惊慌失措，还有另外的一些人，只要有一点极小的刺激就会暴躁发怒。究竟是什么原因造成人在相似的情况下有完全不同的反应？是否简单的给一类人贴上所谓"情感冷漠的人"，再给另外的一类人贴上"暴躁易怒的人"的标签就可以了呢？他们对立呈现的生活方式真的是如此独特，以致于只能用遗传的因素来解释吗？

我不这样认为！我个人的经验告诉我的是，放松的态度取决于各种完全不同的因素，而许多因素对我生活影响的程度完全掌握在我个人手里。比如说，我是否对我生活的基本情况感到满意，这就会造成显著的差异。我的感知，感觉，思想，行为以及处理个人经验的方式，和深刻影响我经历和经验的生活状况一样重要：比如我在工作单位里，业余时间，夫妻关系或者家庭生活中遇到的人。同时我的居住条件，我的社会地位，生态环境和政治气候也会深刻影响我的性格。另外，我的价值观，我的生活哲学和我的宗教观也会起很大的作用。

在最近几年里，两极分化的趋向越来越明显：有些人认为，个人活动的条件框架是唯一重要的因素。另外有些人认为，精神领域，心智和我思维的方式，才是真正起决定作用的因素。究竟谁说的对？

我认为，"内在"和"外在"两方面动态而不可分割的相互影响。它们一起组成了一个单元，一个网络，一个系统。这一方面意味着，没有哪一方面绝对比另外一方面更重要，细节上的每一个变化会同时导致整个系统的变化。另一方面，我认为值得做并且有意义的，是不单单只从一个方面，而是尽可能从许多不同的方面来影响整个系统。你会发现在本书里涉及到的宗教，哲学，教育学和心理学领域不是人为的被分割开，而是如同在现实生活里，以各种不同的方式相互引用并且内在相互联结在一起。

我认为放松是一种生活状态，一种态度，一门艺术，是可以学会的。然而在此过程中，既不是一种精神训练也不是某种机巧的应用心理学占据主导地位；这里更多的是关乎个体经验的实际可操作的练习。读者在此过程中学习到的经验，之后能在精神的层面渗透，反省和领悟。

如果放松的态度真的是一种好的品质，一门艺术，那么就适用和学习其他任何一种艺术和技能一样的条件。拥有一些基本的天赋当然是好的（当然，我遇见的所有的人都具备练习放松的技巧和生活态度的基本天赋）；此外还需要一点好奇心和动力（谁会比一直缺少放松的人有更多的动力学习放松的艺术呢？），以及最后，在练习新的思维，情感和行为模式过程中所需要的积极参与态度和坚持到底的韧劲。不过我确信，练习过程中自然而然产生的兴趣以及你努力的成果将会给予你丰厚的回报。

学习一种艺术最重要的是具备开放的态度和接受馈赠的准备心。深入放松和平静的最本质的核心既不能通过强求也不能由臆想而来：放松从最根本来说，是人与自己和环境处于全然的和谐状态。这是一种类似开悟的经验，人们对此有不同的叫法，但本质上指的是同一件事："被接纳"，"开悟"或者"圆满"等……这种本然的状态，放松的最根本，不应着我们一切的意愿，做为，行事和能力，降临予我们，并在我们内心的最深处扎根开花。然而为了达到这种本然的状态，我们必须首先去希冀，做为，实践和学习这种能力。

选择的可能性远超你的想象

矛盾吗？表面上好像是。我们学校的教育体系强调逻辑的正确，所以我们往往只知道两种可能性 —— 是或否，黑或白，不是这样……就是那样。然而，即使我们当今被技术和电脑主宰的世界深受逻辑学的影响，真实的生活却比之要丰富的多，充满了各式各样不同的可能性。

许多臆想中的矛盾能够得以化解（这会保护我们，使我们不致于把不必要的能量陷于令人精疲力竭的心理矛盾中），只要我们能在这句或者那句话里，把"或"这个词用另外一个充满调和对立矛盾的词 —— "也可以"来替代就行了。

请你马上试一下这个方法，并在练习过程中积累属于你自己的经验。

练习1

停止使用"不是这样……就是那样"来束缚自己！

使用某些特定的表达语句会极大的限制自我。尤其是类似像"不是这样……就是那样"这种关联词，它会屏蔽我们从不同方面来看待事物的视角。其实，你只需要一丁点的想象力和创造力，就可以把许多我们以为相互排斥的选项协调的联系在一起。

» 请你在练习1的表格中写下五句话，每句话至少包含你个人的两种不同的感觉，愿望或者意图，并且用"不是……就是"，"要么……要么"，"或者"等只具有单一可能性的关联词连接句子。比如：

"我想现在完成手头的工作或者出去散个步。"
∙∙

或者：

"我不知道，这个新的项目对我来说是负担，还是一个积极的挑战。"

» 现在，请你带着平静和放松的心情再读一遍刚刚你写的五句话！

现在你会怎么做，才能解决"或者"，"是这样……还是那样"的内在矛盾呢？

比如我在读到第一句话的时候，有种立刻要做决定的冲动：我现在应该继续完成手头的工作呢，抑或是暂停手头的工作出去散个步，因为外面的天气真的太棒了？

» 现在，请把五句话里的关联词，用"也可以"，"以及"或者"既是……也是"等表示非单一性选项的关联词来替换，并仔细观察自己的感觉，想法和意图在阅读新的句子时候的变化！

» 在我上述给出的例子中，整句话可以改写成这样："我既想现在完成手头的工作也想出去散个步。"

» 通过这种方式，我可以避免陷入内心的冲突，我同时觉察到到两种不同的情感和情绪：我正在做的工作带给我的快乐和兴奋，此外，还有对今天的好天气感到的愉悦。我不必一定要做决定。我行动的可能性现在变得更加多样化了：比如可以把自己对蓝天白云的好天气的愉悦，转变成手头正在做的工作的灵感来源。或者我可以出去散个步，享受阳光，身体的运动和清新的空气，放松我的精神，而同时也可以思考我的工作，这样之后可以带着新的能量和新的想法继续完成手上的工作！

» 现在你看到了：两种不同的可能性不是必定相互排斥。很多情况下，可以通过协调和有创意的方式联结在一起！

一：_____

_____

_____

二：_____

_____

_____

三：_____

_____

_____

四：_____

_____

_____

五：_____

_____

_____

这个小练习对本书的主题"学习深入放松的技巧"有什么样的作用呢？

我想通过这个例子清楚地说明一点，深入的放松以及平静不是一个人与生俱来的东西，它更多的是一种可以学会的美德和艺术。在这个学习的过程中，你需要分析自己现有的思考、情感和行为模式以及你生活的外部条件（如住房，职业，社会环境等等），并通过不断的练习熟练掌握新的思考、情感和行为模式。

　　通过阅读本书以及实践书里描绘的诸多练习，会使你深入认识自己现有的经验，并帮助你搜集和积累获得新的经验，使你可以更细微和深入地觉察自我以及自己周边的情况。通过新获得的经验，你将能够一步一步地扩大你的觉察领域，加深你的情感深度和提高自我的行动能力，由此逐步得以获得更大的放松和平静。

　　另外，我所看重的一点是希望读者把书中提供的练习，看作是获得深层次觉察力的启发。你不是一定要去做所有的练习。一些练习可能比另一些练习更适合你，或者有些练习可能会让你觉得比较熟悉，而有些则会让你感觉陌生。你可以从感觉熟悉的练习开始，并当时机成熟之后才开始下一步的练习，而无需带有任何成绩的压力。

　　最后，我还想对亲爱的读者朋友们说：绝不要用太过于严肃的态度来做练习，而是应该像小孩子一样来学习——带着游戏和愉悦的心态！

第三章 通过运动减压

压力不只是精神和心理的现象，也是一种身体现象。在身处压力的情况下，我们的身体里会在电光火石之间发生许多反应：心跳开始加速，脉搏加快跳动，肌肉紧绷，血压升高等等。因此，时间跨度长的或者频繁出现的压力会导致严重的健康问题，甚至产生身体健康方面的损害。压力虽然不一定都可以避免——但是你可以使它减轻！比如通过身体方面的运动。有规律的运动很重要，尤其对于那些经常坐写字桌而缺少运动的办公室白领而言。在本章里，我们将教你一些非常有效的练习，以使当你身处于一些压力特别大的环境下，可以在极短的时间内减轻和化解压力。

究竟什么是"压力"？

你知道精神过分紧张，手足无措的感觉吧？肯定会有一些环境，让你觉得很难用放松和平静的态度来对待。每个人都有不同的让他感觉神经脆弱的环境。有些人上了一天班回家后感到精疲力尽。这时候即使是很小的诱因，都会使他彻底失去自控力。又或者是压力很大的家庭主妇和母亲，在照顾小孩之余同时还要打半天的工，可能会哀怨道："我的孩子经常让我心情烦躁，以致于很小的事情都会让我情绪爆发。"

你自己肯定最清楚，哪些环境和情况下，你感觉到的压力最大，哪些牵扯你的神经，又有哪些超过了你的承受能力范围。

运动是简单而有效的，同时又健康的减压方式。其实原因很简单：根本上来说，我们身体的应激反应是从人类石器时代的祖先遗传下来的生存策略。只有具有这样的应激反应，才使当时的人类可以更好地面对在野外生活的危险。

当猛兽在觅食中接近我们人类祖先的时候，他的身体会用"压力"来对此危险的觉察做出反应。这种压力通过身体所谓的"全民总动员"表现出来，使我们在极短的时间内发挥出身体最大的机能。

总体上这种身体的机制至今为止没有什么变化。一种导致压力产生的情况，会让我们今天所谓高度进化的人类进入戒备状态。我们的身体会在压力情境下自动调整为"警戒"模式。只是：在今天的城市里，不再会有野兽会向我们发起进攻。我们的"对手"更多的是噪音，时间压力和业绩压力，竞争恐惧，食品和环境污染。尽管如此，我们的身体对压力所产生的反应并没有什么变化，就好像我们还是生活在野外的石器时代的人类一样。我们身体里的能量流动会得以改变。所有的能量集中到当前的"危险情况"下。身体的很多机能比如消化，细胞的形成和细胞的净化受到抑制；而所有被激活和机动化了的反应却相反提高了：新陈代谢被极大的激化，体温升高，呼吸变得频繁，血液循环加快，心脏加速跳动，血压上升。这所有的反应通过我们复杂的植物神经系统的调节机制在最短的时间内产生，由此我们意志的调控功能首先就失去了作用。这个身体内部反应改变的目的，是使我们有能力去战斗或逃离危险，是身体对威胁到我们生存的压力因素的反应。

这些心理上和精神上的反应对生活在野外的人类的存活具有很重要的意义，但对我们今天的人类来说却有很大的伤害。举个坦率的例子来说：如果你的上司交给你一项你感觉无法胜任的任务，难道你会对你的上司进行身体冲撞，或者是闪电般的逃离办公室，跑下高楼的楼梯间，气喘吁吁地跑到几个街区外的角落里，然后一边跑一边看你的上司是否还在后面追你？

当然不会！相反，你会无可奈何把你的怒气或者害怕吞到肚子里去。可是，尽管如此，你的身体却已经处于完全不同的反应中了。你的身体并不知道，这种激烈的身体、心理和精神方面的反应在今天的文明社会里已经不再适用了。

一定要做身体运动

如何应付血压升高，肌肉紧绷加剧，心跳加速，血液里的血糖增加呢？这些身体变化起的作用好像兴奋剂。你身体的所有机能已经为跳跃，战斗，逃跑做好了准备。如果现在不为身体减压的话，已经调动起来的身体能量将无法被叫停，由此也无法得以消除，身体产生的变化将会在你本已有的精神和心理压力之外，给你的健康造成额外的负担。

如果这种压力反应只是时不时的出现，在每个"警戒"信号之间有较长的休息调整阶段，你的身体可以不费劲地消除这些徒然产生的能量——缓慢的消除，不像是在战斗或者逃跑时那么突如其然。如果休息和恢复时间变得越来越短，而相反精神和心理上的"全民总动员"越来越频繁，并且时间越来越长的话，就会真正的变得非常危险，无论压力是由连续不断的下意识起作用的压力因素如道路或机器的噪音而产生，或者是经由频繁而强烈的压力因素，比如心理矛盾，折磨人的想法，恐惧而产生。如果你不把由压力调动起来的能量转换到身体运动中去，就会很容易失去平衡。重要的身体机能如消化，细胞的新陈代谢会逐渐衰弱；在压力下能量的快速激活而产生的有毒的代谢物质，将会长时间留在你的身体里，从而损害你的健康。

由此可见，人如果多年来长期或者一再的处于压力之下，会导致一系列严重的疾病：新陈代谢障碍，胃溃疡，心脏和循环系统疾病以及心力衰竭。

因此，身体运动对今天生活中普遍缺乏运动的人群来说是非常重要的！

有很多的方法可以让压力症状通过身体运动得以减弱和消除：游泳，跳舞，骑自行车，园艺或者家务，森林跑，踢足球等等。每一种让你喜悦的身体活动和运动，都可以帮助你避免压力所导致的不健康后果，甚至可以彻底消除压力。

经常的身体锻炼对你的整体状态都有积极的影响：你的身体状态会更平衡，抗压能力会更强。重要的是，你要选择一种让你觉得有趣的运动。

仅仅出于"义务活动"而从事的运动，很容易自己变成压力的来源，抑或你很快就又放弃了这项运动。

除了这些有规律的作用于长期减压的运动，还有一些非常有效的所谓"急救措施"，可以使你在紧急的压力状况下快速变得轻松。

请你试试以下练习 2 和 3 的减压方式吧！

练习 2

通过大声呼喊，尽情宣泄压力

作为缺乏身体运动但又同时处于压力下的"急救措施"，我们建议你可以尝试下面的练习（这是一个非传统的方式，以致于第一眼看来可能会显得有点陌生）：

» 令人不快的压力症状可以通过这样的方式得以减缓和消除：当你在上下班的路上一个人坐在汽车里的时候，极尽全力的大声呼喊。把你的压力通过大声呼喊，彻底地宣泄出来！如果你愿意，还可以用脚使劲的踩脚下的车厢底板（当然仅限于汽车停止，并且手刹拉起的状态下，注意脚不要踩到踏板上！），或者用拳头用力捶击副驾驶位置的坐垫。不要克制，用出所有的力气去击打坐垫吧！

» 你也可以一个人在树林里散步的时候，把压力大声喊出来或者哭出来，或者在家里把你的愤怒宣泄在枕头上（用力打枕头）。

笑口常开，健康常在！

幽默也可以排解你内在的压力。

» 如果你感受到压力，你可以试试由衷地笑一次。发自内心地笑一次自己，笑一次别人或者笑一次会让你陷于压力的那些事。

» "笑口常开，健康常在！"，民间谚语这么说，并不是没有道理的。你在此需要注意的只是不要让你的欢笑无意中伤害到别人。笑声可以感染别人，但是谁又想被别人取笑呢？！

» 有意思的是，笑的时候用到的肌肉和哭的时候是一样的。这样看来，在有些场合里快乐的欢笑，不是正可以给你本来会感到忧伤的情绪带来轻松吗？

你会发现，当你用上面两个练习中提供的方式宣泄愤怒之后，你能够用更放松平静和更客观的态度，来对待真实的情境或者让你处于"压力"之下的人。

以上这些练习不仅可以帮助你减轻压力，而且还可以使你用更平静和更客观的的方式来观察导致压力产生的矛盾冲突，由此得以更轻松地掌控问题。

第四章 通过自生训练放松自我

　　不是所有的压力我们都可以规避的。有些压力我们不得不与之共处。但是通过用更平静和放松的方式对待压力，我们可以使生活变得更轻松。有针对性的放松练习可以帮助你释放内心的紧张，让身体和精神处于有益健康的放松平静的状态，以使你能精力充沛的应对之后的压力和工作。这个神奇的方法就是"自生训练"。通过一系列简单易学的练习，你可以使自己迅速进入舒适的平静和放松状态，摆脱紧张，内心焦虑和睡眠障碍的困扰。做这些练习不需要特别的地点：在家里的沙发上，床上，也可以在办公室的椅子上，只要你有几分钟不会被打扰的时间就可以了。做过这个练习之后，你会感觉身心完全放松，像换了个人一样……

压力会损害我们身体的自愈力

　　过度的压力会导致疾病的产生。然而我们的身体具备一种独一无二的能力：敏感捕捉对健康威胁的信号，并自发地开始治疗！

　　通过这种自愈力的帮助，一般来说，我们能够重建自我的健康。只有当我们的自愈力被过度损耗，免疫系统被过度透支以致于遭到破坏，我们会因而无法保持身体的平衡，从而导致生病。

　　我们当今时代的很多疾病源于不断地"过度透支"自身的自愈能力，过劳症正是其中一个典型的例子。由此，我们的免疫系统被削弱，而我们也更容易被疾病侵袭。相比正常的情况，我们越来越频繁的生病，而休息和恢复的程度也变得越来越差，越来越慢。

　　在最近的几年里，国内由于人体免疫系统的过度透支而导致的疾病急剧上升，比如过敏。过敏是对总体上属于无害物质超常的敏感。人体的免疫系统开始"不辨敌友、无端攻击"对身体无害的或者甚至是身体自身的物质。免疫系统的异常活动，最终会导致令人烦恼的，有时候甚至是威胁生命的过敏反应。

过度的压力也是造成疾病的主要根源之一。那些放松而身体保持平衡的人们，通常比经常透支自愈力的人们更少受到各种疾病的侵袭。因为自愈力不是一个固定大小的值——每个人都带着一定份量的自愈力来到世界上，这些量可以由他使用，或者也可以节省和积累起来。根据我当下的具体状态，自愈力会有时多些或者有时少些以供使用。大部分情况完全取决于自身能量的情况。

深入放松的状态下，身体里保持着恰到好处的能量流动，在张力和放松之间保持着动态的平衡。这种内在和谐的状态是可以通过练习获得的。有许多练习可以帮助我们平衡身体里的能量流，加强自身的自愈力。

在德国，最为人所知以及传播最广的自我引导进入深度放松状态的方法之一是自生训练 (Autogenes Training)。自生训练的"发明者"是柏林神经科医生舒尔兹教授 (Johannes Heinrich Schultz，1884-1970)，他在 1932 年出版的"自体发生训练——集中自我放松"(Das Autogene Training — Konzentrative Selbstentspannung) 一书中系统介绍了这种放松练习的方法。

什么是自生训练

自生训练，是自体发生训练 (Autogenes Training) 的简称。"Autogen"源于希腊语，由单词"autos"和"ginomai"衍生出来，"autos"意思是自己，"ginomai"意思是完成，产生，出生，由此可见，"autogen"表示一种自我催眠（由我自己所发起的催眠）的形式，相对于外部催眠（由其他人对我实行的催眠）而言。

简单的来说，自生训练是一种有效的方法，自己使自己安静下来，使自己进入放松的状态。身体和精神通过这种方式得以获得力量，以消除由持续压力所积压的有害后果，使身心恢复健康。自生训练是一种获得广泛认可的"集中自我放松"的方式，既可以起到心理卫生意义上的预防作用，也可以起到在已有症状产生的情况下的治疗作用。

今天国内的图书市场里很少能找到关于自生训练方面的书，所以学习自生训练比较简单的方法之一是参加有专业性指导的课程（本书附录页有作者提供的课程学习联系方式）。在课程中，你不仅可以学到理论知识，还可以获得及时的指导和支持。课程教练可以解答你的疑问，修正你的练习过程，并帮助你获得更深度的体验。

但与此同时，自生训练也完全适合通过自我学习来进行。本章接下来的部分会为读者展示关于自生训练的基本理论基础，循序渐进地练习内容以及注意要点。

自生训练的原理是怎么样的？

想象和念头能够引起身体的变化是一个早已为人所知的事实。我们可以做个很小的实验，现在请你集中精力想象下，你在用力咬一只柠檬。不用说，你的身体很快就会产生相应的反应了，可见，仅仅是想象就足以使身体产生生理现象（条件反射），似乎此刻你真的在咬一样很酸的东西。

就一般性结论而言，我们所有的想象和念头都会涉及以及影响到整体的机体组织，而不只是局限于大脑的部分区域。你也许听说过基于"心身相关原理"而发展起来的心身医学，舒尔兹教授创立的自生训练也是基于"心身相关"的认识。

自生训练的主要任务是，创造对肌肉系统，循环系统和植物神经系统产生影响的"意念"。借助于某些特定的意念，可以消除肌肉的过度紧张，使脉搏和血压达到正常水平，呼吸变得更平缓和深入等等。通过自生训练，人们可以有意识的影响身体里通常自发的过程，使人迅速恢复心理和生理的平衡。

在自生训练的时候要注意什么

在练习的过程中有几点请你务必要记牢：请你留意，你在练习的过程中始终有舒适的感觉！在练习过程中不要被人和事物所打扰（建议你暂时关闭手机，因为手机的服务——包括微信、短信、邮件、电话等等，足以打扰你获得的平静状态），选择一个安静舒适，温度适中的环境，衣服穿的略微宽松些，采用舒服的姿势。你可以坐着或者躺着练习，没有对所有人都适用的所谓"最正确的"身体姿势，即使你通常会在课程里或者在专业书籍里见到一种或两种特定的坐姿。

在开始自生训练的练习之前，你最好能够熟悉和简短练习一下不同的放松姿势，以确定对你来说最舒服的方式。

练习 4

放松姿势 —— 坐姿

你可以在椅子或者沙发上练习坐姿。

在椅子上

» 你的腿垂直着地。

» 背靠在椅子上，身体略微向上伸展。

» 注意力集中于自我，闭上眼睛。下臂放在大腿内侧，双手自然下垂，但不要碰触。

在沙发上

» 身体充分的打开和放松地坐好，背靠在沙发上。

» 双腿放在地上，略微分开。

» 手臂放在沙发的扶手上或者身体两侧，双手自然下垂。

» 如果你有颈垫，可以把头靠在上面。如果没有，头部可以略微往前垂。

» 闭上眼睛。

练习5

放松姿势——仰卧姿

» 仰面躺在床上，或者地上放一块瑜伽垫，仰卧在地上，在脖子后面垫一个小枕头。

» 双腿自然伸直；双脚略微分开。

» 两臂略微弯曲，放在身体两侧。

» 你现在完全的释放和放松了。

适合做练习的时间

首先，很关键的一点，你是选择固定的时间做练习，还是只是"偶尔想到"的时候才做。我们建议你选择每天固定的时间做练习，这样的话，自生训练原则上就变成了你每天生活的一部分，并且由此它可以真正的发挥效果。否则的话，你可能经常会想不起来做练习，或者碰巧正好有别的更重要的事情。以下的几个时间段较为适合做练习，供你参考：

早上起床前。在起床前花几分钟的时间，借助自生练习的暗示语，感觉一遍全身，让自己沉浸在平静中，释放体内的紧张。练习结束后，用力伸展四肢。你会带着浑身清爽的感觉起床，井井有条同时又身心平衡地度过一天。这样的结果至少会在学习开始后的一到两周内明显感觉得到。

午餐之后。午饭后的时间，人的身体本来就会趋向放松一下。如果你能花几分钟的时间做练习，可以帮助身体进入平静放松的状态。此外，你会感觉充满精力地开始下半天的工作。

晚餐之前。如果你一天都处于高强度的生活和工作节奏中，那么晚餐前的时间可以用来放松身心。如果你在餐前做自生训练的练习，你会更有意识更放松的用餐。长期来说，这对你的体重也有积极的影响。

晚餐之后。晚餐之后的时间和午餐后类似，身体自然的希望放松，所以也是比较好的练习时间。

晚上睡觉前。这是非常适合做自生练习的时间段。不久之后，你就会发现自己能更好的入睡，同时睡眠的质量也提高了。另外，如果你有睡眠障碍的问题，可以通过自生训练得到改善。但是我们建议你不要为了入睡而做自生训练，那样的话，你会使自己处于压力中。通过自生训练，即使你还是缺少睡眠，但是你可以获得平静和放松。同时，如果你坚持在夜晚失眠的时间做自生练习，越来越多有质量的睡眠一定会在一段时间之后变成你的努力和毅力的馈赠。

做练习的时间长度

练习的时间长度可以是不同的。理想情况下，每天做 2 到 3 次完整的练习，每次 8 到 12 分钟。目标：深入的释放，彻底的放松以及放松状态的逐渐结束。如果你在练习完之后，还有几分钟的时间可以休息下的话，会是一种美妙而舒适的感觉。

如果你刚开始，而且只有比较少的时间的话，2 到 3 分钟短小的练习也会有益于你。目标：短暂休息，获得有限但是明显的放松。

重要：活化练习

在我们开始做第一个练习之前，还有一点要说明：通过练习你会进入一种反应能力降低的意识状态，类似刚睡醒后意识还处于模糊不清的那种状态。在这种状态下，因为你还没有完全清醒，因此行动能力受到一定的限制。请你一定不要在这种状态下操作机器或者在道路上驾驶机车，这是危险和不负责任的行为。

所以在每次练习之后，让自己重新进入彻底清醒的状态是绝对有必要的。当然，如果你是晚上睡觉前在床上练习，以便之后能更好的入睡，可以不必让自己重新清醒过来。你可以通过不同的方式变得彻底清醒，比如，在练习后，把手握成拳头状，双臂往肩部方向来回转动几次，伸展身体，用力伸几下懒腰，并睁开眼睛。

如果之后你还是感觉昏昏欲睡，但是想或者必须立刻清醒，你可以在原地跳几下（刺激循环系统），从十开始大声倒数到零，数到零的时候拍手，并大声说："我现在彻底清醒了！"这样之后你肯定可以获得完全清醒的状态了。一般来说，重建"清醒"的状态只需要手指握拳和伸展身体。这种回到清醒状态的方式称作"活化练习"。

练习 6 （附教学音频）

我感到完全的安静和放松了

在做自生训练的时候，我们努力想象一种希望得到的状态，并把这个目标表达为自我暗示语。通过这些暗示口诀，我们可以经由内在的意念达到希望得到的状态。

举个例子，如果我们感觉烦躁和紧张，那我们就可以练习以下暗示口诀，过程中不要带有任何内在的强迫和某种期望的压力：

"我感到完全的安静和放松了"

» 安静和放松是不能通过强迫的方式来达到的，它们会在以下练习中自然而然的产生。

» 你可以采取坐姿或者仰卧的姿势，闭上眼睛，仔细确认一下，你现在是否完全放松，舒服地坐着或者躺着。首先把注意力集中于你的呼吸——但是不要试图控制它。你只需要观察呼吸的进出，吸气，呼气，完全顺其自然。

» 当你开始感觉到内在平静了一点之后，你对自己说：

"我感到安静和放松了。我感到完全的安静和放松了。"

» 不断地重复这两句话，在你的内心里想象，这是多么舒服的一种感觉，全然的安静和放松了！

刚开始练习的时候，你可以借助对你有平静效果的画面的帮助。比如，你可以想象这样的一幅画面——一望无际的麦田在风中起伏或者微风轻抚一大片草地。

或者你属于喜欢大海的人吗？那么你可以想象一幅大海波浪起伏的画面，在内心倾听海浪的声音。这也有很好的平静内心的效果。

或者你可以展开想象的画面，你来到一条河边，坐上小船，把船撑离岸边，小船悠悠地漂浮在河面上。

你可以任意选择一幅最能使你平静和放松的画面。

» 如果你的头脑里同时有很多杂念的话，不要试图用意志去控制或者去除它们，而是任由它们来和去，把它们当作蓝天里一朵小小的白云。不要让自己陷于这些念头或者感觉。把注意力反复地集中于以下两句话：

"我感到安静和放松了。我感到完全的安静和放松了。"

» 享受身体里出现的安静和放松的感觉。不断地重复这两句话：

"我感到安静和放松了。我感到完全的安静和放松了。"

» 现在请你准备，再次回到完全清醒的状态。请你再次感受一下，在体内蔓延开来的那种令人舒适的安静和放松！从现在起，只要你想要，你可以随时回想起现在这种舒适愉悦的状态，并通过想象的力量让这种状态重现。

» 现在准备回到清醒的状态。把双手握拳，两臂往肩部方向用力弯曲几下，舒展身体，伸个懒腰。现在睁开眼睛。

» 你现在完全清醒了！充满了新的能量！浑身清爽，清醒，平静并且放松！

通常，在我们指导学员摆脱过劳症的困扰，培训自我放松的课程结束之后，学员们有机会相互交流练习之后的体验和感受，老师们也会和学员们有交流和指导。然而"书"这种媒介使我们无法面对面倾谈。不过，也许你很幸运的可以找到别人和你一起做放松练习，这样，你们在练习之后就可以相互交流所获得的体验和心得了。

当你觉得已经很好的掌握了练习 6 的内容（"我感到完全的安静和放松了"），你可以开始做下一个练习——肢体沉重感练习。然后是温暖感练习和呼吸练习。

自生训练的练习是按照阶段逐步进行的，我们建议学员在练成第一阶段后才进入第二阶段，不要跨越练习。学员可以按照本书提供的练习顺序来进行。通常来说，熟练掌握一个练习，大约需要 14 天时间。每天至少要练习一次，并且最好是在同一个地方。

练习 7 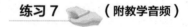 （附教学音频）

我的全身感到沉重了

现在通过肢体沉重感练习，来加深和强化通过练习 6（"我感到完全的安静和放松了"）获得的平静体验。

» 采用你觉得舒服的放松姿势，首先做练习 6——安静练习。
  你现在完全的安静和放松了。

» 现在集中精神在你一侧的手臂——如果你习惯于用右手，可以先集中精神到右臂，如果平时习惯用左手，则集中精神到左臂。

» 现在想象你的手臂越来越重——首先是指尖，接着是手指，手，前臂，最后是整个手臂。

» 现在对自己说：

"我感到右（左）臂沉重了。
重，重，重。"

» 你的手臂现在变得如此的重，你感觉到无法把手臂举起来。手臂像铅一般的沉重。

» 现在在另外一侧手臂做同样的练习。同样也从指尖开始，感受沉重的感觉慢慢的蔓延到手，前臂，然后是整个手臂。

"我感到左（右）臂沉重了。
重，重，重。
我的双臂全部感到沉重了。"

» 现在在腿部做同样的练习，仔细体会沉重感如何从双臂和双腿，逐渐遍布全身的。

"我感到右腿沉重了。"
"我感到左腿沉重了。"
"我的全身感到沉重了。"

» 现在回到清醒状态！
两臂往肩部方向用力弯曲几下，舒展全身，接着睁开眼睛！

» 你现在完全清醒了，整个身体都感到平静和放松。

我的全身感到温暖了

经过一段时间的练习，你现在已经学会安静练习和肢体沉重练习了吗？你是否已经可以做到，"通过暗示语"的方式让身体进入令人舒适的平静和沉重的状态呢？如果是这样的话，那你已经接近达到完全的放松状态。

下一步，让我们开始做温暖感练习。这个练习可以促进血液在身体里的运行输送。通过练习可以使你的肢体和全身变得温暖。

» 采用你觉得舒服的放松姿势，首先做安静练习和肢体沉重感练习（练习6和7）。

» 你现在完全的安静和放松了。

你的全身感到沉重了。

铅一样的重。

» 现在开始做温暖感练习。先从手臂开始，然后是腿部，最终温暖感逐渐遍布全身。习惯使用右手的人可以先从右侧手臂开始，习惯使用左手的可以从左侧手臂开始。

» 你感觉，在你的手臂里——从手开始，有一种令人舒适的温暖感蔓延开来。你的指尖里，开始感到有点麻麻的和痒痒的。

» 对自己说：

"我的右臂感到十分温暖。"

你的右臂完全放松，沉重和温暖。

» 接着，对自己说：
"我的左臂感到十分温暖。"
你的左臂现在沉重，温暖和放松。
"我的双臂感到温暖了。"

» 现在，在你的腿部去感受这种舒服的温暖感——如果你是惯用右手的人，首先从右腿开始。你的脚掌感觉有点痒痒的。你的脚感到十分温暖。

"我的右腿感到十分温暖。"
"我的左腿感到十分温暖。"
"我的双腿感到十分温暖。"

» 最后，非常缓慢的，一种温暖的感觉遍布于全身。
你的整个身体里感到一种惬意的温暖在流动。

"我的双臂和双腿感到沉重和惬意的温暖。"
"我感到很温暖。"
"我感觉很舒服。"

» 请不要忘记在练习的最后做重回清醒状态的活化练习！

» 对于那些手脚经常感到冰凉的人来说，通过做温暖感练习可以使心血管系统的障碍得以改善，提高血液的流动和输送能力，从而使手脚感到温暖。

练习 9

我的呼吸平静而缓慢

如果你已经能够深入的感受到安静, 肢体沉重和温暖, 就可以开始下一阶段的呼吸练习了。

» 首先还是采用放松的姿势, 然后按照顺序做安静, 肢体沉重和温暖感练习。

» 你现在感到安静和放松。你的身体感到沉重而温暖。

» 现在把注意力集中在你的呼吸上。你的呼吸缓慢而有规律, 自然而然的进行。

» 把双手放在腹部。感受到在呼吸时, 腹部的一起一落吗? 你会发现: 其实并不是你自己在呼吸, 而是呼吸自然而然的在你身上发生。

» 让呼吸自然而然的进行, 在呼吸的过程中, 你感到安静, 完全的平静, 身体的释放和放松。你感到全身沉重而温暖。

» 暗示口诀是, **"呼吸在我身上自然的进行!"**

» **"我感到很安静, 释放和放松。"**
"我的全身感到沉重和温暖了。"
"我的呼吸平静而缓慢。"
"呼吸在我身上自然的进行!"

» 练习结束的时候，不要忘记做回到清醒状态的身体活化动作！

如果你很好地掌握了这四个练习，那么你已经非常接近获得深入放松，充满平静，压力得以释放的生活了。

你现在几乎可以在任何环境里——无论在家里或者办公室里——在最短的时间内使自己达到精神和身体方面完全的平静和放松。

你只需要几分钟不被外界的人和事物所打扰就足够了。除了安静练习，肢体沉重感，温暖感和呼吸练习外，还有其他的自生训练项目，这些练习项目可以有效地作用于你的心跳，腹部区域的供血和头部。这些练习可以积极地改善肠胃区域的问题和头部区域的紧张障碍——比如头痛和面部神经痛。但是在本书里，我们不介绍这些练习，因为这些练习最好在经验丰富的老师指导下进行。尽可能不要自己去做自生训练高级阶段的练习，一方面容易出差错，另一方面，在某些极端情况下，可能对身体带来弊大于利的影响。

通过实践本章的练习，如果你对自生训练产生了兴趣，并想做深入练习的话，你可以参加自生训练的课程！放松练习是不难学会的，并且你在此过程中肯定会感到生活得到了很大的丰富。

第五章 做一次幻想旅行

通过自生训练，你已经学习了一些运用自我暗示的方法，现在，你可以通过想象积极的愿景和理想的画面，目的明确的对自身施加影响。积极的想象力对人的重要程度，很久以来就已经得到了证实。这种由想象而来的理想中的画面不是无用的白日梦，而是真的可以起到效用。这就是说，你已经向你的目标跨近了一大步，当你在头脑中强烈的想象这个目标（以及导向这个目标的道路），并把注意力集中在此想象的画面上。所以：放手去幻想吧！做一次完全属于自己的幻想旅行——去异国的旅行，获得更大职业成就的旅行，或者达致幸福和谐夫妻关系的旅行。积极的想象是成功的第一步。

认识积极愿景的力量

在之前的章节里，你学习了自生训练的一些练习。你学习了如何让自我进入安静和放松的状态，并在全身感受到一种舒服的沉重感和温暖感。

这些练习可以很好的和幻想旅行结合起来，使放松的作用得到加强和深化；人们通过幻想旅行中的积极愿景和想象，可以同时汲取力量，乐观和新的生活勇气。

德国教育家，自生训练治疗师埃尔丝·穆勒女士（Else Mueller）在她的畅销书《你感觉到脚下的草地》中描述了这样的童话和旅行愿景。练习者首先借助于自生训练的各种暗示语，使自己处于深入放松的状态——然后"旅行"开始。在"旅行"的最后，通过在自生训练中已经熟知的活化动作，结束整个练习。

穆勒女士在她的书里采用一种改编的自生训练的形式。她使用如下的暗示语进入准备阶段：

> » 你躺在地上（或者：床、椅子、沙发），全身感到沉重而放松。

> » 你完全有意识而专注地感觉到你的身体。

> » 你的全身感到十分沉重，释放和平静。

> » 你的双手和双臂感到很沉重。

> » 你的头颈和肩膀感到很沉重。

> » 你的双脚和双腿感到很沉重。

> » 你的脸部感到很放松和打开。

> » 你放下所有的压力。

> » 你摆脱了所有的紧张——让紧张离开你。

> » 你是完全平静的和放松的。

现在开始幻想旅行。比如在一片美丽而无人的沙滩上的度假愿景如何？你安静而放松的躺在那里，除了阳光，沙滩和安静而有规律的海浪的声音，别无他物……

你可以让一起练习的伙伴用缓慢而平静的声音，把以下的文字朗读给你听，或者自己用缓慢的速度来阅读，文中的句点表示略微停顿。在短暂的停顿中，让阅读过的文字产生的放松效用作用在你身上。

沙滩（附教学音频）

你躺在一片沙滩上……

躺在柔软细腻的沙子上……

你用身体感觉这柔软而温暖的沙子……

在你的皮肤上，它是如此的柔软而温暖……

太阳照耀着……

这是一个美丽的夏日……

你感觉到皮肤上……

身体上，遍布全身的温暖……

这是一种舒适的感觉，感受这种温暖……

这种温暖蔓延到你的全身……

宁静充盈着你……

你倾听着大海，它宁静，有规律的澎湃声……

波浪起伏不断……

你感觉到你的呼吸，缓慢而均匀……

吸气，呼气 — 吸气，呼气……

呼吸适应于波浪的节奏……

平静和均匀 — 吸气，呼气 — 吸气，呼气……

你的呼吸平静，犹如波浪……

你是沉重的，温暖的，安静而放松……

一阵微风吹过你的额头……

你感觉舒适……

你安静而放松……

这种度假画面传递出一种平静而安详的感觉。当你重回清醒状态之后，你会有好像真的度了一次假的感觉。你获得了新的力量，而且现在能用积极而放松得多的态度，来对待日常生活的压力，因为你感觉得到了充分的休息，为自己注入了生命的活力。

鉴于"幻想旅行"神奇的放松效果，在此我们为读者朋友们再介绍一个穆勒女士的书里所提供的幻想旅行的练习。

气球旅行（附教学音频）

你身处在一片巨大而开阔的草地上……

你赤脚走在这片草地上……

你感受脚底下的草地……

你感觉着草，大地……阳光般的温暖……

你看见远方的草地上，停泊着一个巨大的气球……

你好奇的走向它……

现在，你来到了它的面前……

巨大的气球……

它轻轻的在风中摇摆，牢系在一根绳子上……

吊舱是一个编织的篮子……

你站在它的前面……

现在你登上了吊舱……

系着的绳索松开了……

气球慢慢的从地上升起……

你缓慢的向上升起……越来越高……

你感觉到空气，在你耳边沙沙的吹过……

这里一片寂静，全然寂静的高空……

你感受自己的呼吸……非常平静而缓慢……

吸气，呼气……吸气，呼气……

你完全平静了……

气球在升高，越来越高……

在你下面的草地变得很小……

感觉好像画出来的……有许多绿色的色调……

人们在向上挥手……他们好像小点点……

气球慢慢的继续飘动……

它飘过一片树林……冷杉树林，深绿色的……

许多落叶树，浓密而明亮色的植被……

下面的水面泛着光……

是一条小河或者湖泊……

一个村庄，好像来自童话书里……

好像是玩具棋子拼凑起来般的在那边……

你看见牧场上的动物……

白色的点点是鸭子，天鹅……

在你的远方出现了连绵不断的高山……

你往山的方向飘去……

你来到山的跟前……

在你的气球里飘过群山……

一小片积雪在幽暗的山凹里……

山峰离得如此的近，你觉得能够触摸到它们……

山是如此的宁静……

你是如此的宁静……

只有空气柔和的沙沙声陪伴着你……

你的呼吸平静而缓慢……

你是安静的，非常放松……

你漂浮着……你很轻……

安静在你的里面……很大的安静……

快到晚上了……黄昏降临……
是时候，再次回到地面了……

你找一片想在那里降落的地方……
然后你慢慢而轻缓的往下漂动……
你回到地面了……你感觉很舒服……
你现在完全的平静和放松了……

旅行的最后是活化练习，步骤是

» 握拳

» 弯曲和伸展双臂

» 伸懒腰 —— 舒展身体 —— 打个哈欠

　　现在你完全清醒了，做好了达到最高效率的准备，却又非常放松。现在你对所有可能出现的事都做好了准备，日常生活的压力不会再那么容易伤害你了。

　　在这两次"旅行"之后，想必读者们对这种幻想旅行的原理和起作用的方式已经很了解了。也许通过这些练习，你会有兴趣去设计完全属于你个人的幻想旅行吧？！

　　加油，请你放手去尝试吧！这会比你认为的简单得多！

练习 10

设计完全属于你自己的幻想旅行

» 先花几分钟时间仔细想一下，有哪些旅行是你一直想做的，想象与这些旅行相关的所有细节。体验所有能体验到的，看见你周围的美丽，尽情的把那些你从未体验过的，新的气息统统吸收到你的里面。

» 你可以和一直以来都向往却又不敢跨入的世界建立联系；让自己完全融入这个新的体验。使用你所有的感官——视觉，味觉，嗅觉，感觉，触觉——深入地体验所有的感觉。

» 花几分钟的时间去体验这在你的渴望和幻想中一直想要过的生活。

请在此页把完全属于你个人的旅行，你最初的，独一无二的梦想完整地写下来。

把你的目标变成暗示语

借助暗示的帮助，你不单能做幻想旅行，而且还可以逐步建立符合自我需求的训练内容。因为不只是旅行的情景，那些好的，有用的目标也可以当作暗示语，可以自己录下来，并在通过自生训练让自我进入放松的状态后，播放收听。

比如，如果繁杂的工作经常很容易就让你陷入手忙脚乱的状态，那么下面的暗示语可能会帮到你：

"我保持镇定。混乱绝不会驾驭我。我放松地把工作一件接一件的完成。"

在准备考试的时候，如果你用幻想旅行的方式反复的想象，并用所有的感官去描绘当你成功的通过考试后那种满足和快乐的感觉，你会感觉到身体状况和学习行为令人吃惊的积极改变。

比如在考试的准备阶段，你可以运用如下的暗示语：

"我用轻松的，游戏的心态来学习。学习带给我巨大的快乐。我现在付出的努力会得到丰厚的回报。"

练习 11

设计属于你个人的练习项目

» 现在，设计一个属于你自己的，从你个人需求出发的练习项目！

» 首先，列出你在下一阶段想完成的目标（不要多过 10 个目标——不要一次给自己太大的压力）

1. _____

2. _____

3. _____

4. —————————————————————————————————

5. —————————————————————————————————

6. —————————————————————————————————

7. —————————————————————————————————

8. —————————————————————————————————

9. —————————————————————————————————

10. ————————————————————————————————

» 现在从以上目标列表中选出一个你觉得尤其重要或者急迫的目标，并把目标写在下面的空行里。

» 我最重要最急迫想要实现的目标是：

———

» 现在请你仔细思考，为了实现这个目标，需要具备哪些必要的能力和行为方式，然后把你自己的，按照你的个人需求定制的练习内容写下来！练习内容限于使用一句，两句或者最多三句简明扼要的暗示语。

» 特别重要的一点是：用积极的语言来表述你的想法！比如可以说"我做这个和那个"，而不要说"我不做这个和那个"。如果你觉得一定要使用否定句，那么至少要用积极的语气来表达（比如说："我要放弃做这个和那个"），因为你的潜意识并不知道所谓否定句！

你不认为你的潜意识是这样？

那请你尝试下不要想象一只彩色的鹦鹉站在鸟笼里的杠子上！

你中招了！即使你使劲的尝试不想看见这只彩色的鹦鹉——你的潜意识却胜过了你意志，你会自动看见鹦鹉站在杠子上，无论你愿意还是不愿意。

» 请在下面的空行里，写下（最多三条）达到你的目标所需要的暗示语：

1. _____

2. _____

3. _____

把你的暗示语录下来，在放松的状态下反复地听这些句子。

你会发现你对自己达成目标的能力的信念（以及你切实的去实行暗示语里所描述的步骤的动力）与日俱增。你获得了平静、信念和自信。

一旦你达成了目标，你可以对列表上的其他目标也如法炮制：你可以仔细思考下，为了达成目标，你必须做什么以及怎么做，然后你就可以把这些心得变成暗示语，并让自我暗示的力量持续的在你身上起作用。

祝你成功！

附加练习  （附教学音频）

放松的飞行旅途

坐飞机是我们现代社会最常用的跨越远距离的方式之一，虽然这是一种非常安全和有趣的出行方式，却有不少人对乘坐飞机有害怕的心理，甚至有的人想到乘坐飞机就自动的产生了恐慌的心理和生理现象，久而久之，产生了恐惧飞行的障碍，极大的限制了自己的行动范围。结合自生训练的有针对性的幻想旅行，可以有助于缓解人们对飞行的紧张心理，让人们用更放松的心态登上飞机，享受整个飞行旅途。

需要提出的是，通过练习——放松的飞行旅途的帮助，你可以用轻松地多的心态面对乘坐飞机这件事，飞行将不再是一件令人厌烦的事情，而是一段令人愉悦的旅途。但是，如果你觉得自己一直无法放下紧张的心理，无法克服对飞行所谓的"恐惧障碍"，你很有可能是在别的方面有没有意识到的真正心理成因，而所谓的"飞行恐惧症"是对此真正原因的一种投射。在此情况下，我们建议你咨询专业的心理医师，解决问题的本身。当然，即使如此，以下的练习还是可以为你提供帮助，有助于你释放心理和身体的紧张，配合专业的心理治疗，提供强有力的支持。

现在，让我们开始这段也许对你来说是全新的旅途吧！

拿一把椅子放在墙壁前方，椅背靠墙，采用自己觉得最舒适的姿势在椅子上（沙发椅）坐好，如果条件允许，可以在颈部垫上一个旅行用的充气颈枕。

放松整个身体，放下内在的紧绷。去感觉，椅子承载你的方式：你的后背靠着椅背，大腿和臀部坐在椅子上，前臂放在椅子上（扶手上），头部靠着椅背（墙壁），脚平稳地放在地上，好像牢牢的在地上扎根。

觉察到你当下的呼吸，它自如的来去。跟随着呼吸的节奏，让每一次呼气，越来越深缓，越来越使你放松。

现在，把注意力集中在右侧的手臂上，仔细感觉自己的手，前臂和上臂；然后，把注意力集中在左侧的手臂上，感觉自己的手，前臂和上臂。你试着，让手臂变得完全的放松和沉重，完全的放松和沉重。

接着，把注意力慢慢的移到自己的脸部，体验脸部的各种容貌特征：感觉到你的额头，眼睛，脸颊，鼻子，嘴唇和下巴的样子。试着，在脸上展露出温柔，有爱和放松的表情。试着，在脸上露出些微的笑容。你想象着，脸上展露出的这种温柔，有爱，放松的表情，逐渐蔓延到整个身体，成为了你人格的一部分。

放下你的头颈，后脖部位的紧绷，放松双肩，想象一种令人愉悦的放松感，带着温暖和痒痒的感觉，这种感觉由肩膀开始蔓延到后背上部，然后从背部往下一直到臀部。你的背部放松了，拥有了新的力量。你的胸部放松，打开；你的腹部松弛，柔软，柔软得空气似乎都可以穿透 —— 非常的松弛，柔软和放松。你的腿部、大腿、小腿和脚，感到非常放松和沉重，大腿放松，沉重。

再觉知一下你当下的呼吸，它自如的来去。跟随着呼吸的节奏，让每一次呼气，越来越深缓，越来越使你放松。

现在，深吸一口气。在呼气的时候，想象红色。所有的一切都是红色，你的里面是红色的，围绕你的是红色的。你完全的被红色所充盈。享受红色，红色。

再深吸一口气。在呼气的时候，想象橙色。所有的一切都是橙色，你的里面是橙色的，围绕你的是橙色的。你完全的被橙色所充盈。享受橙色，橙色。

再深吸一口气。在呼气的时候，想象黄色。所有的一切都是黄色，你的里面是黄色的，围绕你的是黄色的。你完全的被黄色所充盈。享受黄色，黄色。

再深吸一口气。在呼气的时候，想象绿色。所有的一切都是绿色，你的里面是绿色的，围绕你的是绿色的。你完全的被绿色所充盈。享受绿色，绿色。

再深吸一口气。在呼气的时候，想象蓝色。所有的一切都是蓝色，你的里面是蓝色的，围绕你的是蓝色的。你完全的被蓝色所充盈。享受蓝色，蓝色。

再深吸一口气。在呼气的时候，想象淡紫色。所有的一切都是淡紫色，你的里面是淡紫色的，围绕你的是淡紫色的。你完全的被淡紫色所充盈。享受淡紫色，淡紫色。

再一次的，你深吸一口气。在呼气的时候，想象紫色。所有的一切都是紫色，你的里面是紫色的，围绕你的是紫色的。你完全的被紫色所充盈。享受紫色，紫色。

再深吸一口气。在呼气的时候，让自己完完全全的放下所有的压力，释放内在的紧绷，让深入的放松充盈着你的全部。内在的安静，平静和协调；

内在的安静，平静和协调。让自己在这种愉悦舒适的放松状态里再停留一会儿，享受这种感觉，感觉自己内在的和围绕着你的这种放松和舒适。

现在，在你心灵的眼睛前，描绘一幅美丽的画面，比如度假时候愉快的情景，或者在你飞行旅途的终点等待着你的那些美好的东西。你用所有的感官去想象这幅画面：你看见画面的颜色，形式；你听见大自然的声音；你闻到大自然的气味和芬芳；你的舌头品尝到露水，野果子⋯⋯你停留在这美好的想象里，享受它带给你的宁静和放松。

现在，想象你如何到达了飞行旅途的终点。你内心放松而平静的去往机场，然后放松而平静的登上飞机，脱下外套，坐在座椅上，并在整个飞行旅途中，你的内心保持着安宁，平静和放松⋯⋯

暗示的话语，继续在你身上起作用。你的具有治愈能力的潜意识，给你勇气、力量和内在的平静，消除了你乘坐飞机的焦虑，你完成了这次通往新的终点的飞行旅途。

飞行旅途结束了。你在极大的放松状态中回到了此时此地，感觉你所在的房间，感觉你的身体。做几下活化练习 - 双手手指握拳，手臂用力往肩膀方向弯曲几下，伸展全身，深呼吸几次，然后睁开眼睛。现在，你完全的清醒了。

让一种令你愉悦的清爽使你的身心充满全新的活力吧！

第六章 渐进式肌肉放松训练

如果你觉得自生训练提供的练习不是非常适合你，你还可以尝试另外的一种方法：雅各布森渐进式肌肉放松训练。在此练习中，单个的肌肉群会绷紧，然后放松，这会带来舒适的感觉，同时降低心跳，脉搏和呼吸频率，并加强供血。此外，在这个方法里，觉察力会得到锻炼：人们练习有意识的记录和观察自己身体里的改变。

什么是"渐进式肌肉放松"

如果你觉得自生训练作为日常获得更多放松的练习不是很合你个人胃口的话，那么你也许可以尝试下雅各布森渐进式肌肉放松训练。从参加我们放松课程的很多学员的经验来看，大多数人要么倾向于自生训练或者渐进式肌肉放松的方法。

"渐进式肌肉放松"是达成深度放松的一种方法，类似自生训练，区别只是在于，在这种方法里，不是通过想象和意念来制造放松，而是借助于绷紧以及随后的身体里单个肌肉群的放松而达成。渐进式肌肉放松练习所产生的积极效果堪比自生训练，只是应用可能性的范围小一些。然而，医学临床证明的成功结果令人吃惊：在练习渐进式肌肉放松训练之后，心跳更平缓和有规律，脉搏和呼吸频率变慢，身体各内部器官和四肢的血液供应输送得到提高，由此产生一种平静和健康舒适的感觉。

和自生训练相似，练习可以坐着或者躺着进行。首先依次用力绷紧单个肌肉群，然后马上完全放松。练习可以按照以下次序进行：手，手臂，脸部，颈部，肩膀，胸部，背部，腹部，臀部，腿部，脚。但是你也可以有针对性的只做其中几个练习，以消除在某个特定部位出现的肌肉紧张。

如果时间有限的话，也可以把练习缩短到几个较少的区域。

下面练习 12 的内容你可以和别的练习一样，自己慢速来阅读，让别人帮助你来朗读（慢速的，有相应的停顿）或者自己把内容录下来，然后自己听播音来练习。

练习 12 （附教学音频）

渐进式肌肉放松练习

» 舒适地坐着或者躺着，闭上眼睛。

» 现在把右手紧紧握成一个拳！感觉到张力，并坚持片刻。然后释放张力，并有意识地觉察到因为放松而产生的感觉上的变化。现在你再次用右手有力地握成一个拳头，用力地深呼吸，屏住呼吸，感觉在你右拳里的紧张！保持住张力！

现在再次放松。在呼气的同时摊开你的右手。细心觉察和之前下臂和手在绷紧状态中的区别。

现在第三次重复该练习。右手握拳，用尽全力绷紧：绷紧——保持张力——放松！这样做就对了！

» 现在做绷紧肩膀的练习！肩膀向上提起，感觉肩膀里的张力，更用力的绷紧，保持住张力 —— 然后再次放松！

把这个练习再重复做两次。

练习的时候不要忘记呼吸！

» 现在把手握成拳头，同时把肩膀向上提起绷紧！用力绷紧，保持张力！

接着打开拳头，把提起的肩膀放下。觉察到你身体里的变化。

把这个练习再重复两次。

» 现在用力的把肚子向外鼓起。感觉并保持住肚子里的张力！现在让你的肚子瘪下来，觉察到你身体里的变化。把这个练习也重复做两次。

» 现在用力夹紧你的臀部。除了感觉臀部的张力，还有背部和大腿！保持住张力！现在释放张力，放松你的臀部，背部和腿部，并觉察到相比紧绷阶段的身体区别。把该练习重复做两次！

» 现在用脚后跟用力压地面。感觉背部，臀部和腿部的紧张。保持住紧张——然后放松！不要忘记呼吸！把这部分练习也重复做两次。

» 现在觉察通过在你身体里紧绷和放松的交替动作而产生的不同感觉，然后离开深度放松的状态。和自生训练的活化练习一样：

把手握成拳——双臂往肩膀方向用力弯曲多次——向上伸展双臂，伸懒腰——睁开眼睛。

你是否喜欢渐进式肌肉放松的方法呢？那么恭喜你，你学会了一种成效异常显著的放松工具，你已经往用更放松平静的态度来对待生活的目标上迈进了一大步。

第七章 优动宜（Eutonie）——达成和谐的张力平衡

在本章里，你将学习另外一种非常有效的放松技巧：优动宜(Eutonie)。你的肌肉往往因为压力和内在焦虑的原因而变得异常僵化和紧绷，通过优动宜的练习，可以使你的肌肉张力达到一种优化的，协调的状态。在这个练习中，对身体感觉的洞察力将再次得到训练：你将会学习如何深入地去觉察你的身体，注意到身体给出的信号。

优动宜——肌肉的健康张力

除了自生练习和渐进式肌肉放松外，优动宜是第三种效果显著的方法，通过有针对性的练习而获得更深一步的放松，消除身体里因为过度积累的压力而产生的有害影响，以及支持人体内在的自愈力。

优动宜的创始人是来自丹麦的老师格尔达·亚历山大（Gerda Alexander, 1908 年 2 月 15 日—1994 年 2 月 21 日）。亚历山大的父母是音语舞（Eurythmy）的追随者，使得亚历山大从小就对身体运动充满了兴趣。年轻时的亚历山大屡受风湿热和心内膜炎的折磨，多次生命垂危。这激励她去寻找活动身体，但同时又不会使身体症状恶化的方法。长期的休养促使她往自己的内在去寻找一种"更经济"同时也更自然的活动方式，从学习如何去控制肌肉张力开始。

通过观察和反思自己以及她的学生们的病痛和在行动方面的困扰，并且通过深入研究人类身体行动的神经心理学基础，她发展出了一套自己的方法。亚历山大老师有一次说到"在治疗过程中，重要的是不要给予超过必要的治疗之外的更多治疗，这样的话，人们才会仰赖于自我。我不是给予你帮助的伟大老师，相反的，我把我所做的工作介绍给你，是为了你个人的自我发现。"

"Eutonie"源于希腊语，"Eu"意思是舒适的，好的，正确的，"tonus"意思是张力，在医学里人们用 tonus 这个词来表示由神经传送而不断保持的身体组织的张力状态，尤其是肌肉。由此，Eutonie（适度张力）是表示健康人体里平衡适度的正常张力状态，与肌肉和血管的张力障碍（Dystonie）状态相对立。这种协调，张力平衡（适中而健康的张力）状态是我们健康的重要基础。

在优动宜练习中，我们有意识和有区分性的感觉身体内不同的张力状态。优动宜练习的目的在于感觉身体里微妙的，乃至极致微小的张力差别。优动宜练习的目的从不是彻底的放松，因为适度张力表示不是把一种极端（过度的紧绷）引向另一种极端（过度的放松）。优动宜的目的在于创造一种张力和放松之间的动态平衡，也就是所谓"健康的张力"，"Eu-tonie"。

理论说的差不多了。让我们开始实践的部分。

在做以下练习 13——躺着做的接触练习（针对初学者）之前，有必要先简单解释一下练习过程中普遍会产生的问题。在接触练习中，经常会要求练习者感觉不同的身体部位（皮肤）到地面的距离。很多初学的学员会有疑问，比如当我采用仰卧的姿势，而我的背部同时也接触地面，那么整个背部和地面的距离从何而来？

也许你可以先平躺在地上，请别人从侧面给你拍张照片。你会发现，当一个人采用仰卧的姿势躺在地上的时候，人的整个背部其实并不是完整地和地面直接接触。由于人体结构有自然的脊柱前凸，所以在腰椎区域的下部和地面形成一个自然的空间和距离，同样的，在腘窝（膝盖后方的部位）也有和地面之间也有一小段距离。

此外，在练习中，会要求练习者注意到身体部位的疼痛和紧张，而有的练习者并不明白某些身体部位的疼痛的来源。一般来说，如果人们采用了错误的姿势，比如不正确的站姿，坐姿或者躺着的姿势，会不由自主的产生肌肉紧张（是人体的肌肉组织在尝试补偿和修正错误的姿势），这种持久的肌肉紧张会变成肌肉劳损（持久的肌肉紧张等于慢性的肌肉劳损），最终导致疼痛的产生（身体的警告信号）。如果这种疼痛长久被忽视，会对身体产生后果严重的损害，严重情况下会导致行动受限，瘫痪等。

在优动宜的练习中，不是有意识的去控制这种肌肉的紧张和疼痛，而仅仅只是去觉察到这种感觉。大多数情况下，这已经足以产生一种采用正确姿势的意识。解决方案（包含双重含义：正确的姿势，正确的生活态度）不是来自于控制和操纵，而仅仅只是通过深化的觉察力！

练习 13

躺着做的接触练习（针对初学者）

» 练习者在安静的房间里仰面平躺在一块温暖的毛毯上；头部也放在地上。两腿伸直，脚后跟分开大约一个手的距离。脚趾朝外；手臂放在稍微离开身体一点距离的地方；手部外侧边缘和小手指放在地上。眼睛闭上。使用该基本姿势，练习者现在做好准备，感觉身体的各个部位：

骨盆

» 感觉靠在地面上的骨盆，皮肤好像透过衣服可以直接碰触地面。觉察到所有的皮肤接触，并且认识到皮肤和地面之间的距离。记录下疼痛和紧张的感觉。

右腿

» 现在从骨盆位置出发，开始感觉整个右腿。按照以下顺序，依次感觉皮肤接触以及离开地面的距离：大腿，腘窝，小腿，脚后跟，脚和每一根脚趾。

» 因为除了脚跟，脚和脚趾与地面没有接触，所以可以去感受脚和脚趾贴在袜子里的感觉。如果较难感觉到脚趾，可以把脚趾向袜子方向移动几下。

» 然后，一次感觉完整的腿部。问自己：感觉怎么样？是否有任何的变化？如果有，是哪些变化？

» 与此相对比，左腿感觉怎么样？和右腿相比感觉有什么不一样？

左腿

» 还是从骨盆开始，在左腿上做和右腿同样的练习。

» 之后，一次同时感觉双腿。

背部

» 从骨盆开始向上，感觉贴在地上的背部－感觉贴在地面上的所有的部分。它有多宽，它靠在地面上是怎么样子的，感觉的到疼痛吗，紧张呢？

» 脊椎靠在地面上是怎么样子的；脊椎的哪些部分在地面上感觉不到？

» 感觉你的肩胛带，感觉到颈椎骨和地面的距离。

右臂

» 从右边的肩膀开始，和之前感觉腿部的练习一样，自上而下的感觉手臂和地面的接触：首先是右上臂（觉察到皮肤和地面的接触，以及皮肤与地面的距离），然后是肘部，右下臂，右手以及右手的每根手指。

» 初学者在做这个练习的时候，可以在两只手里各握一样东西（这会产生更多的皮肤接触）。手握网球是非常有效的方式。现在完全有意识的觉察到放在网球上的手指——一根手指接着一根手指——但是不要移动手指。只有当你在很难感觉到手指的情况下，可以稍微移动一下手指，就和刚才腿部练习的过程中脚趾的移动一样。移动的动作越少，效果越好。

》之后把整个右臂作为整体去感觉。问自己：现在我的右臂感觉怎么样？和左臂有没有什么区别？有哪些区别？

左臂

》现在用同样的方式在左臂上练习，练习结束后同时感觉双臂。

头部

》感觉你头部圆的形状，皮肤接触，接触的范围。

全身

》在练习结尾的时候，再次感觉一下躺在地上的整个身体。

》问自己：我现在感觉怎么样？我现在觉察到自己的什么？

结束

》每次躺在地面的接触练习结束后，让整个身体打开和舒展开来。这是身体组织对这种注意力高度集中的意识练习的非常自然的反应。练习越是密集——注意力就需要越集中——，身体就有需求做更多的舒展和拉伸（一般来说）。此外，经常还伴随有强烈的想打呵欠的冲动，不要压抑这种需求。

》这所有的一切——打开，舒展，打呵欠——使身体有极大的释放了的感觉。身体放松了，打开了。

练习 14

躺着做的接触练习
（包含想象身体部位伸长的练习动作）

通过以下的练习，你会发现想象的力量之于优动宜练习也有很大的作用。

» 请你和之前的练习一样，闭上眼睛，两腿伸展的躺在地上，双手各握一只网球。

» 现在去感受皮肤接触。也就是说，感觉你的皮肤透过衣服和地面的接触，以及感觉可能出现的身体部位和地面之间的距离（身体保持不动）：骨盆，右腿（大腿，膝盖，小腿，脚后跟，脚和脚趾与袜子的接触）。

» 之后，请你把注意力放在右脚的脚后跟上。全然地观察着它。现在，请你尝试让脚后跟和墙壁之间建立接触，换句话说：想象，而不做任何的动作，右脚的脚后跟在长大。脚后跟沿着地面在伸长，直到碰到墙壁为止。在整个过程中，想象自己的脚跟着脚后跟在伸长。但是由脚后跟来引领。

» 现在同时感觉整个右腿一直到伸长后的右脚脚后跟。问自己：右腿有什么感觉？和左腿有什么区别？

» 现在在左腿上做和刚才右腿同样的皮肤接触练习。

» 现在让你的左脚后跟也伸长到墙壁为止。

» 同时感觉双腿一直到延长的脚后跟。之前感觉到两腿不一样，现在这种感觉消失了吗？从骨盆开始，向上感觉到整个背部。

» 从肩胛骨开始，感觉整个右臂和地面的接触：上臂，肘部，下臂，放在球上的手和手指。感觉放在球上的每根手指。从小手指开始。

» 之后，请你尝试，想象手指成长进入到球的里面，好像能够达到球的中心。这个动作只在想象中发生，而不要有任何身体部位的移动！

» 现在同时感觉整个手臂，问自己：手臂感觉怎么样？和左臂有什么区别？

» 现在用同样的方式在左臂上练习（从肩胛骨开始），同样也想象手指伸长到球的里面去。之后同时感觉双臂。之前可能感觉到的两臂之间的区别消失了吗？两臂感觉一样了吗？

» 最后感觉头部以及和地面的接触部分。谁如果在那个部位感觉到疼痛，因为觉得与地面的接触部分太硬的话，他可以借助想象的帮助，想象头部微微嵌入到地面里。这样做就好似地面有个往里的凹陷，包围托住了头部（这个往里的凹陷的方向是往地面的后下方，也就是头部往墙壁的方向）。谁如果有充分的想象能力，可以想象把头部的疼痛转移到地面里去。

» 在练习最后，把自己当作一个整体来感觉：你现在能感觉和觉察到的一切。

» 练习结束后，用力地舒展自己的身体。与此同时，再次想象你的脚后跟可以伸展延长。把你的注意力再一次放在延长了的脚后跟的想象里。现在，是真正的身体活动的时刻，让你的脚后跟伸展，带动着身体，就好像它真的能够碰触到墙壁似的。

» 练习的最后，用力地伸长和舒展身体，使劲地打个呵欠，越是用力，你越是可以更好的从过度的压力中释放自我。

现在认识了三种不同形式的身体练习，可以帮助你获得更深的平静和放松：自生训练，雅各布森渐进式肌肉放松以及优动宜。

在这三种练习方式里，一定有一种方式会让你特别感兴趣，并且你愿意从现在开始切实地去实践。在之后的一些章节里，你还会学到一种获得深入平静的方式。这种练习可以让你的内心变得更加平静，也会使你更容易地战胜和摆脱压力：冥想。

第八章 从东方哲学的角度来看待平静

过于集中注意力在个人的目标上，自己给自己压力，往往也是导致不健康的压力产生的原因："我一定要在某个时间内实现这个或者那个！"这样一种紧张，孤注一掷的态度并不总是有助于你达到目标——正如你已经了解到的，在压力下会产生思维和行为阻滞，我们大脑里的许多过程不再像往常一样正常运作。因此你必须要学习，用一种更从容，放松，没有压力的态度去跟踪和完成目标。在这方面，东方的哲学和思维体系中给出了很多答案，这些方式和西方世界强调理智，以目标为导向的思维方式完全不同：目标不是唯一值得追求和重要的。通往目标的道路也很重要，我们要尽可能的把这个过程变得积极和舒服。

阴和阳

中医有着 2500 多年的历史。当然，中医遵循和现代西方的科学不一样的原则。西方的科学按照因果分析的方式来进行。对于反复出现的根本问题："这是什么？"，西方的哲学和思维用"这是……"作为定义来回答。这种看问题的方式，被称作"同一性逻辑"。

与此相反，中医问的是"事物之间的关系是什么……？"，并用相关性逻辑（相关律名学）来回答上述的根本问题。中医更多的用这种方式，来着重研究事物相互之间的关系。

在中国古老思维和哲学的背景下，那么我们的问题"平静的生活态度——这是什么？"，就需要变换提问的角度，变成"平静——它和我们生活之间的关系是怎么样子的？"由此，平静不再是一种让人追求的固定状态，而是一种关系的网络。

简单来说，现在我们需要问的是："我们的生活环境要变成什么样，才可以平静的生活？"

中国古老的阴阳学说对于这个问题有极致简单的答案：健康，与此同时还有平静，表示着阴和阳之间动态平衡的和谐状态。

阴和阳代表互为条件，互相补充，互相促进和互为界限的现象。它们的恒常运动是创造的过程，一切事物由此而生。

知名的太极拳大师，生命道基金会（Living Tao Foundation）的创始人——黄忠良老师，在他的著作《在运动里发现和谐与生命的快乐》（In der Bewegung zu Harmonie und Lebensfreude finden）里这样描述阴阳学说：

"在中国的文字里，阴阳两个字的最初涵义表示阳光的向背，向日为阳，背日为阴。这是一种哲学，教导大自然中的一切力量相互之间处于恒常的变化关系中，正如白天和夜晚，温暖季节和寒冷季节的相互转化。正如男人和女人之间相互的和谐与合一。阴阳是所有对立力量的和谐互动。阴阳象征着，所有的力量不可分割的联结在一起，它们不断地追求相互补充和相互统一。"

如果决定和影响我们生活的对立能量能协调互动，也即是阴和阳处于动态而流动的平衡中，那么健康和平静会自然而然的出现。因为阴和阳的动态平衡，正如我们已经了解的，也就是表示"健康"和"平静"。

太极阴阳图是以黑白两个鱼形纹组成的圆形图案：一个黑色（表示阴），一个白色（表示阳），白中黑点表示阳中有阴，黑中白点表示阴中有阳。太极图具有互相转化，相对统一的形式，意味着万物由此派生的本源。

晦暗的，女性的，内守的，柔软的，属于阴；明亮的，男性的，积极的，创造性的，硬的，属于阳。阴阳相生，宇宙和万物由此被创造。世界没有开始和尽头，而只是开始和结束之间的永恒变换。由此，太极阴阳图中的鱼眼表示：阴阳双方中都包含对立面的因素，即阴中含阳，阳中含阴。

由此可见，在中国古老哲学的世界观里，没有什么事物，只是属于阴的或者阳的，也没有什么事物，本质上只是好的或者坏的，因为哪里有负面力量的出现，在它的里面总是包含着积极力量的种子。

道路即是目标

如果把阴阳学说运用到我们的问题上："怎么样才可以学会用平静和放松的态度来生活的艺术？"，我们认为，平静是我身体内部和外部对立能量动态协调的表达方式。在它的里面，更像是一场舞蹈或是游戏，而不是一场斗争或努力。

那么怎么才能达到对立能量的动态和谐呢？

对于这个问题，中国古老哲学告诉一个让我们乍看之下完全陌生的原则：道路即是目标。当代物质文明中的一切都是以目的论为基础，也就是说，所有事物都是为了完成某个目标（并且这个过程中所有的参与者都在试图尽可能快的达成目标），而中国古老哲学却让我们把注意力放在当下。

一个在远方的目标不再被盯牢和追求，而是当下片刻的存在中微小的差别，乃至最细致入微的差别成为了兴趣的焦点。

以这种方式来看的话，平静和放松是"不经意间"练得的，眼下片刻间的过程永远才是最重要的。目标不在遥远的未来——道路就是目标。

举个例子，为了完成某个特定目标（比如，用平静的态度来生活作为我们的目标），我开始每天做特定的练习。为了尽可能快速的完成这个目标，我连续地练习，花费巨大的时间和精力。就说每天练习半个小时吧。在练习过程中，我的眼前永远有这个潜在的目标，虽然目标还在遥远的未来。

无意中，我整个人越来越变得紧张，因为我的注意力完全放在完成这个目标上了。不用多久，我的呼吸变得不再自然和深缓。我的呼吸开始变得短促。我的肩膀向上拱起，腹部紧绷，我整个人的样子都变得局促不安和紧张。

身体里的各种紧张（由想法而触发，比如："快点做，目标还很遥远！"，"如果我不努力，我永远达不到目标！"或者甚至说："这个我做不到！"）会给我们造成前进的阻碍。我不是往目标更进一步，而是往反方向后退了两步。

如果我们践行"道路就是目标"的原则，那么我们可以以一种完全不同的，轻松的多的态度来处世。米切尔·恩德（Michael Ende）在他的畅销小说《毛毛》里，用老清道夫贝波的故事明确表达了这种人生态度。

老清道夫贝波

（摘自裴胜利译文）

人们叫那个老人贝波·施特拉森凯勒。"施特拉森凯勒"的意思是"清道夫"。实际上，他可能有别的姓，但是，因为他的职业是清道夫，所以人们都这么叫，他自己也承认，于是就这么叫开了。原来的真实姓名反而被人们忘记了。清道夫贝波住在圆形露天剧场废墟附近的一间小屋里，那是他自己用砖头、铁皮和油毡盖起来的。他的身材非常矮小，走路时还有点驼背，所以，看起来他只比毛毛稍微高那么一点点儿。可是，他的脑袋却很大，满头白发被剪成很短的平头，头发都向上立着。他的头还总是向一边歪着，鼻子上架着一副很小的老花眼镜。

有些人认为，清道夫贝波的头脑不大正常。为什么会有这种看法呢？因为别人问他什么的时候，他总是先微微一笑，并不马上回答。原来他是在思考要不要回答。如果他觉得没必要回答，那他就保持沉默。如果他认为应该回答，那他就仔细考虑如何回答。有时候，他会考虑一两个钟头，有时候，他会考虑一整天，然后才回答别人。过了那么长时间，人家往往早已忘记问过他什么，所以贝波的话常常使人感到莫名其妙。

只有毛毛能等那么长时间并且懂得他说的是什么。她知道，他花了那么长时间想，是为了永远不说假话。他认为，世界上的一切不幸都是从谎话中产生出来的，有些谎话是有意说的，但也有一些谎话是无意的，只是由于太匆忙或者考虑不周而产生的。

每天早晨，天还没亮，他就骑着自己那辆破旧的自行车进城了。在一座大楼的院子里，他和同事一起等候，直到有人给他一把扫帚和一辆手推车并指定他到某一条街上去打扫。

老贝波喜欢黎明前的时刻，这时候，整个城市都还沉浸在梦乡里。他热爱自己的工作，干得很认真。他知道这是一项不可缺少的工作。

他扫马路的时候，动作很慢，但是连续不断，每迈出一步，就喘一口气，每喘一口气，就扫一下。于是，迈一步，喘一口气，扫一下；再迈一步，再喘一口气，再扫一下。有时候，他停下来，稍微站立片刻，若有所思地望着前方，然后又继续迈一步，喘一口气，扫一下……

他就这样向前移动着。他前面的街道很脏，后面的街道却很干净。扫马路的时候，他的脑子里不时地产生一些新奇的想法，但却说不出来。它们就像人们隐隐约约记得的某种香味，或者像梦中见过的某种颜色那样难以描绘。干完活儿，他就坐在毛毛那儿，给她讲那些古怪的想法。因为毛毛用她那奇特的方式全神贯注地倾听，能使他的舌头放松，所以他讲起来也就无拘无束，总是能够找到恰当的词儿。

"你瞧，毛毛。"然后他就举个例子说，"事情是这样的：有时候，我看着前面那一条很长很长的街道，会觉得那条路长得可怕，于是心里就想，这条路一辈子也扫不完啊！"

他默默地向前凝视了片刻，接着说道："于是我就开始快扫，越扫越快。可是，我有时抬起头看看，觉得前面的路还是那么长，简直一点儿也没有缩短。没办法，我就加紧干，我甚至感到有些害怕，最后累得我精疲力竭，全身软绵绵的，气也透不过来，根本干不下去了。"

"然而，那条路仍然躺在我的面前。看来，活儿不能这样干。"

他凝神思忖了好一会儿又接着说："我不应该老想着整条街道，你懂吗？应该只想下一步，下一口气和下一扫帚。永远这样想。"

说到这里，他停顿了一下，又想了一会儿这才补充说："这样想就会感到愉快，这很重要，只有这样才能干好工作，活儿就得这样干。"

然后，他停顿了很久，才又继续说道："这样，扫着扫着就会猛然发现，整条街道已经被我一下子一下子地扫完了，而我自己一点儿也没发觉是怎样扫完的，并且一点儿也不觉得累。"最后，他点了点头说道："这一点很重要。"

米切尔·恩德藉由老清道夫贝波所说的话，表达的是一种生活智慧的沉淀，以及在（职场）日常生活里达成更大平静和放松的重要推动力。

谁的眼里总是只有远处的目标，只会导致焦虑，陷入慌乱和精力透支——但是目标却还是好像永远达不到似的。谁如果相反的把注意力放在当下，聚焦眼前的任务，下一个步骤，谁如果明白，用身体和呼吸协调他的工作的道理，这个人一定可以达到他的目标。除此之外，他还会感觉良好：工作会带来愉悦，满足，并创造意义。

还记得故事的最后，清道夫贝波对毛毛说了什么吗？

"这样，扫着扫着就会猛然发现，整条街道已经被我一下子一下子地扫完了，而我自己一点儿也没发觉是怎样扫完的，并且一点儿也不觉得累。"

练习 15

把道路变成目标

» 你还记得在幻想旅行章节里的练习 11 ——"设计属于你个人的练习项目"吗？

» 在那个练习里，你做了一张计划在未来的一段时间里想达成的目标清单，从表里找出了最重要和急迫的目标，并仔细考虑了具备何种能力，行为方式和措施可以使你达到这个目标。

然后你把这些能力，行为方式和措施变成了自我暗示语，以积极的影响你的思想和感受，并用这种方式向你的目标迈进了一步。

» 现在你还可以做一件事情：请把你最重要的目标再写下来，并在下面写上达到这个目标所必须的步骤。现在为每一个步骤考虑任意一种激励措施，以使每个步骤变得更积极以及对你而言更愉快。

» 为了达到某种特定的职业目标，当你比如必须学习一种新的语言，而恰恰这又不是你的强项的时候，也许你可以让这个过程变得有趣些，你可以去国外做一次语言之旅或者和你的伴侣一起参加课程。

对于一些令人不愉快但又不得不做，同时又完全无法让过程变得有趣的事情，你可以找出一种让自己在工作完成后"得到奖励"的方式，以使你更容易地去做这项工作。这种把事情拆分成小的步骤，并在完成后自我奖励的方式会起到非常大的自我激励的作用。

» 如果你用这种方式来做事，很多事会变得容易的多，也会由此更容易获得成功。因为你不再仅仅只是顽固的专注在目标上，而是能够有意识的经历体验并充分享受通往目标的每个单独的步骤：道路变成了目标。

在这页上把你最重要的，最急切想要实现的目标写下来：

_____

现在请你写下来，你想采用什么步骤和措施来达到这个目标，并在每个步骤下方写上"激励措施"，以使你能带着兴奋和充满动力的去完成这个步骤。

步骤一：

_____

_____

_____

激励措施：

_____

_____

_____

步骤二：

_____

_____

_____

激励措施：

_____

_____

_____

步骤三：

_____

_____

_____

激励措施：

_____

_____

_____

原则上，可以用同样的方式来完成你全部的目标。

　　事先的思索和考虑是必要的，虽然会花费一些时间和精力，但是不久之后你就会发现，付出的努力是值得的——因为在这之后，你会充满动力，放松的多又毫无压力的执行你的工作和任务。

　　因为你倚靠由单个工作步骤和激励措施所组成的固定的"计划"，你会自然而然的更坚定不移的，更有条理的追求你的目标。

第九章 身心放松的灵性维度

灵性也可以给我们身心的放松。很多灵性经典里的文字给人以极大的平静和深入的内在平和。在本章里，你有机会从灵性的角度来看待"平静"这个话题，藉由灵性经典里的文字和图片来冥想，并从中创造一种宁静，祥和和安全感。

平静 (Gelassenheit) —— 这究竟是什么？

"Gelassenheit"是一个德语名词，由形容词"gelassen"而来，在现代德语里通常用来表示"安宁的，平静的，泰然处之的"等含义。

罗马帝国时期北非神学家圣·奥古斯丁 (Saint Augustine) 在公元400 年写的《忏悔录》里有这样一句话：

> "我们的心如不安息在你怀中，便不会安宁。"

所以，平静——是一种深度灵性虔诚的展露吗？平静和怀抱神所赐的生活态度是一样的意思吗？

我认为圣·奥古斯丁表达的不是盲目宿命论的态度。而是人类对一切存在根源的满怀信心的灵性投入。这么理解的话，这两个概念"平静的"和"神赐的"实际上是同义词，是可以互换使用的。一个人，他在每种生活处境下如果都能保持平静的态度，认识到一切存在根源的话，他一定可以对一些他生活里将要面对的挑战泰然处之。

在西方的宗教经典里（圣经诗篇 1），用一棵在清澈溪流边生长，汲取河水而获得生命力的树的画面，象征表达了这样一种不言而喻的"神所赐的"，也由此隐含了"平静"这个主题。

这幅小溪边的一棵树的画面一直以来帮助我不断把信心根植于万物的

源头，现在我想邀请你，和我一起通过以下这段灵性的小篇章来做一次自生训练的深度放松练习。

练习 16 　（附教学音频）

像一棵栽在清澈溪水边的树那样生活

自生训练深度放松练习

　　» 西方的灵性经典里有很多赋有治愈力的图案，这些图案表达的是信任，与万物源头的联结和平静的态度。这些图案中有一张是关于生命之树。我邀请你和我一起，通过想象这幅生命之树的图片，来做一次自生训练的深度放松练习，把它接纳成为自我的一部分，和自我融合在一起。

　　» 请你把下面一页上的文字缓慢而清晰的读出来，如果你愿意，也可以放一段安静的背景音乐（比如巴赫，帕赫贝尔，梅林的魔法的作品），或者播放溪水的潺潺声。每当你读完一段话，可以略微停顿，以让文字所传递出的平静的感觉浸染你的身心。

　　» 如果你愿意并同时有机会的话，也可以让别人为你朗读这段文字。

　　请你在椅子上舒服的坐直，闭上眼睛。也许你还可以坐的更舒服些吗？

　　这样很好！现在把双脚稳稳的放在地上，好像一棵树，它的根部深深的扎进大地的土壤中！

　　你的头部庄严的端立在你的颈部上，它和你的肩膀，背部和骨盆和谐的作为一个整体而存在。

　　如同一棵树茂盛的树冠，迎着温暖的太阳光尽情舒展，你也是如此。

像一棵树般的牢固扎根，同时又全然的向宇宙（天空）打开自我。你与大地联结在一起。你拥有一切的条件，去成长，去自我发展，全新而有力的表达自我。现在你完整而强烈的觉知到你的身体。

你很沉重，安静和放松。

你的双手和双臂很沉重。

你的脸部放松和松弛。你放下自我。

你放下了一切的焦虑。让紧张和压力远离你。

你完全的安静和放松了。

（停顿片刻）

你看见眼前有一棵大树。

高高耸立，枝繁叶茂的大树。

它的树枝宽大。向不同的方向伸展。

它牢固的耸立着。它的根深深的扎进土壤。

你闻到树脂的味道。树的叶片发出强烈和浓郁的香味。

你触摸着这棵树巨大的树皮裂纹，你知道，这棵树有着自己的故事和历史。

在这棵树的旁边，有一条清澈的小溪潺潺流动着。

这棵树巨大的根部柔软的深入到土壤里，汲取着土壤里冰凉和供给生命养料的水分。

伸展的树枝上的许多树叶吸收着太阳的温暖，光线和力量。树不断生长着。

（停顿片刻）

许多植物围绕着树生长。鸟儿在枝头筑巢而栖。

这棵树完全的根植在自身，同时又以各种不同的方式和身边的世界联结在一起，是的——自我和辽阔宇宙的联结。

一个声音从树里传出来："在我的里面有那么多的力量，去拿吧，去汲取吧！"

你把自己变成了这棵树片刻，于是这棵树拥有的力量变成了你自身的一部分。

（停顿片刻）

现在你是这棵果实丰盛，枝繁叶茂的树。

你一下子明白和领悟到，你解决问题和平静生活的力量来源。

你感觉到，牢固根植在大地里，同时又对宇宙（天空）开放自我的含义。

你领悟到，"像一棵树一样生活，栽在溪水旁"。

你感觉到力量，你感觉到平静，你感觉到幸福。

（停顿片刻）

在你即刻将要变回一个人之前，

再一次感受现在充满你的深入的平静和放松，

再一次感受平和与幸福。

（停顿片刻）

现在，当你变回成一个人后，你可以继续拥有这种安静，平和，幸福。你现在不再是一棵树，而重新成为一个人。

你就是你。

在你的里面充满了极大的平静。你完全平静，释放和放松。

你感觉内在深入的平和。

你感觉清新和放松。

同时拥有力量，勇气和平和。

未来的任何时候，只要你需要，你可以随时回忆起这个时刻，并让这种感觉重现。

（停顿片刻）

现在，你再次完全地回到此时此地。

做几次深呼吸。

把你的手紧紧握拳，又再次放松。重复做几次。

轻轻的眨几次眼，然后睁开眼睛。

你现在完全清醒了——充满了力量，清新和放松的感觉。

如果你喜欢的话，舒展四肢，打个哈欠，好像清早起床的时候。你现在完全清醒了。

现在花一点时间，让你在幻想旅程中得到的体验再次在眼前展现。

你通过这个练习获得了什么（新的）经验？你在练习中有什么感觉？当你回想起刚才练习的体验时，此刻你的心里有什么感觉和想法？

如果你觉得这种感觉或想法很重要，你可以把它们写在纸上！可以是一幅画，或者日记和简短笔记的方式。用这种方式，你以后可以很容易就回忆起此刻对你重要的那些东西。

在此，我很想和你谈一谈，与你交流你和我生命中的灵性体验，并一起来思考，超觉体验和我们的共同话题"平静，放松"的关系。

在我们的文化环境里，许多人感觉到苦恼的一个原因恰恰是因为他们的灵性需求没有得到充分的满足。教堂和寺庙往往在促进人们的灵性生活方面做的还不够，而教堂和寺庙以外的团体很多时候只是把灵性教导当成一桩生意来做。此外，当代社会对物质欲望的极度追求也不能使人真正得到满足。尽管如此，在灵性的道路上还是有这样的人们，他们在内心的最深处寻求真正属灵的解脱经验。

每个时代永远都会有追求并找到真实灵性归属的人，当然，还有那些竭尽全力阻止人们获得灵性自由的人——或者更糟糕的是：有人假意满足人们的灵性需求，实际上却是为了利用以及出于自身利益来操纵他人。

那我们该怎么做？

使徒保罗在给帖撒罗尼迦基督教会的一封信里写到：

"但要凡事察验，善美的要持守。"

对你个人来说，什么是和谐的，正确的和"善美的"——除了你自己以外，没有别人可以为你做决定。

第十章 通过冥想达致更深入的平静

冥想是达成深度平静的一种方法，它产生于东方的哲学和宗教，并且有越来越多的追随者。冥想意味着最大程度上精神的专注。冥想是一种练习，在练习过程中人们处于放松的身体姿态，把注意力专注在某个事物上——一幅画，一根燃烧的蜡烛，一小段文字或者甚至就是自己的呼吸——通过这种方式来达成内在的完整，找到自我以及内在最深的根本。

冥想的初体验

冥想是一种有着上千年历史的训练形式，目的是使与自我，与他人，与自然和与更高层次的灵性达致深入的和谐。不同冥想流派的练习形式有着很大的差异。比如有不专注在外物上的冥想形式，禅宗多用这种方式进行冥想。在过去几年里，这种"坐禅"的方式在国内受到越来越多的人欢迎，并参与其中。

这种被称为"Shikantaza"（只管打坐）的不专注于外物的冥想，其目的是使内在完全变空。出于这个目的，在冥想的时候追求的是一种不思想的状态。冥想过程中出现的杂念只是需要去觉知，但是不去探究它。

禅师安谷白云（日本禅僧，1885 — 1973）这么形容这种冥想方式。"Shikan"的意思是"不异于"或者"只是"，"ta"的意思是"关于"，"za"表示"坐"。由此可见，在只管打坐（Shikantaza）的冥想练习里，仅仅只是通过坐的方式使注意力高度集中。

因为在这种练习里没有辅助手段，比如数呼吸的次数或者公案（公案是一种用普通逻辑思维无法解答的谜，只有在冥想中才能解决），所以用这种坐禅方式来练习冥想，注意力很容易被分散。因此，在冥想过程中，好的精神状态就显得异常重要了。练习坐禅（Shikantaza）的时候，整个人应该坚如磐石般的集中精神于自己的内在。但同时你的精神则必须清醒和警觉，像张开的弓弦一样紧绷。由此看来，坐禅是高度集中注意力于当下的一种精神状态，在这种状态里，打坐的人既不过于紧张，也不匆忙急迫，当然更不是松松垮垮。

举个例子，练习坐禅好比是人面对死亡时的精神状态，请你想象一下，你在古代的某个地方参加一场决斗，面对着你的对手，你时刻都保持着警觉、坚毅和决胜心，但是你知道哪怕只有一个霎那，你的警觉程度有所降低，你就立刻会被对手所击倒。周围有很多人在围观你们的决斗，因为你不聋，你当然能清楚听见人们的声音。但是你的注意力不能有片刻被外在的会引起你感觉波动的事物所影响。

人不能长久保持这种状态。所以练习坐禅每次一定不要超过半个小时。

对于初学冥想的人来说，刚开始的时候更容易些的做法是不要从技巧困难，要求严格的坐禅开始练习。你可以寻找自己熟悉和更有信心的方式，发展属于你个人，完全适合你个人需求和条件的冥想方式！在这方面，你可以用上你所有的想象力；起决定意义的只是通过冥想达到令你舒适的感觉和积极的效果就可以了。

练习 17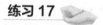

发展属于你个人的冥想方式

» 用自生训练或者优动宜（Eutonie）的练习作为开始。

采用坐姿！

重要的是你在练习中保持一种适度紧绷的状态——既不过度松弛，但也不紧张甚至僵硬。

» 然后找一个点，可以让你在整个冥想过程中把注意力集中于此，比如自己的呼吸。

带着平静而清醒的注意力，放松的观察呼吸的来去（吸进，呼出……），不要用意志力去控制或者影响呼吸的节奏。

» 如果你愿意，你可以借助想象力的帮助。比如，你可以把呼吸形象化的想象成轻柔的海浪有节奏的拍打沙滩然后又退去。然而，更好的方式是不要通过这种图像化的辅助手段来观察呼吸。画面会分散你的注意力，容易让你沉浸在美好的度假回忆里。只有在一开始对练习的方式完全不知所措的时候，才可以借助一下想象力的帮助，这总比完全放弃冥想要好得多。

» 对某样东西，短篇文字，颂歌或者曼陀罗 (Mandala) 的图案，燃烧着的蜡烛的火焰，一幅画（自己或者别人画的），一张照片，一句格言，一首短诗的冥想都是可行的。在这方面你的想象力可以充分的发挥作用。

» 重要的是你要对同样的对象冥想一段时间，不要从一种对象跳到另一种对象——因为只有这样，你才可以逐渐的提高对自我的观察能力和培养高度集中的注意力。可以把你的冥想对象当成"公案"，一段超出你理解力而无法解答的谜题。

» 你会为你在此过程中收集到的经验感到惊讶！

曼陀罗 (Mandala) 是佛教徒用来辅助冥想的神秘的圆形或者多边形结构的图案。

法国巴黎附近有一座著名的天主教堂——沙特尔圣母大教堂。在大教堂主殿的石板地面上嵌有一幅 12.87 米直径长的曼陀罗画。这是 13 世纪的作品，被称为"Le Labyrinthe"（迷宫）。

这个迷宫象征了我们人类充满了错误和歧途的生活道路。经由蜿蜒曲折的小道——既有充满许多不可知的转折却可通行的道路，但也有不可通行的死路——人们最终可以从迷宫的最外圈来到中点。那些寻找路径而最终到达曼陀罗中点的人，也许会在旅途中领悟到属于他自己的中心，而由此找到他自己生活的中点。

也许这本书的读者不会都有机会去沙特尔大教堂，亲自参观体验那著名的迷宫。但是你还是有机会通过这个曼陀罗获得独特的经验。下面这幅沙特尔大教堂迷宫的图案可以帮助你产生初步的兴趣。

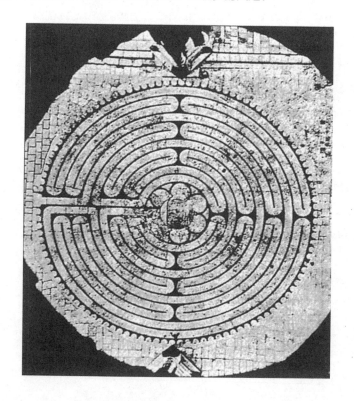

练习 18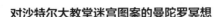

对沙特尔大教堂迷宫图案的曼陀罗冥想

» 请你制作一份或者多份以上描绘的沙特尔大教堂里迷宫的图案——如果条件允许，也可以把图案按比例放大！给自己充足的时间，安静地观察眼前这幅曼陀罗图案。试着，把曼陀罗的形状样子完全的记在心里。在观察的过程中，留意心中升起的想法，感觉以及想象的画面！不要跟随这些念头，只是简单地观察到它们的升起，然后让注意力重新回到迷宫上来。

» 现在，请你用手指去感觉这幅曼陀罗！由外到内的，随着迷宫的小径移动，去体验各种不同的希望和挫折，以及自己所选择的道路上许多突然的转折！

» 你自己生活中通往中心的道路和你刚才在这幅曼陀罗迷宫中体验到的可能会很相似：许多不同的可能性会出现在你面前。通往明天的道路和迷失目标的路径。你会选择哪条路？在生活的旅途中你有什么感觉？你前进的步伐是充满了紧张和焦躁，还是从容，平静和放松？你对成功和失败会做何反应？在你的眼里是只有一个目标，让你想最快速而又不走弯路的去完成，还是你会培养一种"道路即是目标"的人生态度？

» 曼陀罗可以教你平静的态度。你会倾听它告诉你的声音吗？

也许通过沙特尔教堂里的迷宫图案，你会对曼陀罗冥想产生兴趣。

你可以在图书馆或者书店里找到关于曼陀罗方面的书籍和材料。去全然地投入其中，尝试不同的曼陀罗形式，寻找和选择一种适合你自己的冥想方式！在这方面，并没有所谓"正确的"和"错误的"。更精确的说应该是"很有帮助"或者"较少有帮助"。跟随内在的声音，这样你才会最容易找到最适合自己的道路。

练习 19 　（附教学音频）

日常生活中的"停下"冥想

"正念减压疗法"创始人，美国麻省大学医学院的荣誉医学博士，卡巴金博士（Jon Kabat-Zinn, PhD）在他的畅销书《在日常生活中找到平静》(Im Alltag Ruhe finden) 里提供了一个颇有积极效果的冥想小练习。你只需要在日常的一天中，找到 5 分钟不被打扰的时间，用冥想的精神状态，平缓的语速阅读（也可以让别人为你朗读。当然，你也可以自己把声音录下来，播放收听）以下文字，跟随文字的正念教导，就可以达到令人惊讶的放松效果。

现在，让精神放松一下。感觉到自己的呼吸。把接下来的时间完全留给你自己。采用一种放松的姿势（尽眼下最大可能的放松），如果你愿意，可以闭上眼睛。

» 现在放下一切，试着全然地觉知当下的片刻，包括你感觉到的或者头脑里想到的东西，接纳它们"自己的样子"。

» 呼吸，然后放下——尽全力的放下。允许自己，在片刻的时间内不去改变任何东西。

» 呼吸，然后放下。放下此刻应该是某种别的样子的念头。

» 允许你自己——你的心，让当下的一切正如他们本来的样子，如是展现。也允许你自己全然的接纳当下真实的你。

» 呼吸，然后放下。

» 慢慢地让你的注意力回到你所处的空间和地点，睁开眼睛。

第十一章 这样来强化你的觉察能力

现在我们已经了解了如何通过运动和有针对性的放松和冥想练习来消除压力。当然最好是从一开始就可以避免不必要的压力。但是只有很好地认识到问题之所在才能做到这点。因为只有了解自我的人，才能正确地估量他的各种可能性和限制。许多本可以避免的压力来自力所不能及的过度要求：我们对自己的估计不够符合实际情况，以致于容易陷入我们力所不能及的处境。你肯定经常这样想过："如果我能早点预计到，这项工作对我有多难的话——我本不会就这样轻而易举地答应下来！"为了更好的了解自我，首先要加强总体的觉察能力。

认知 —— 一个非常复杂的过程

美国著名的完形 (Gestalt) 治疗师史蒂夫·安祖 (John O. Stevens)，把认知分成三种不同的类型：

 » 认知外部世界。这里指的是我们具体的感官认知：我在此刻看见的，闻见的，尝到的或者触摸到的。

 » 认知内部世界。这是我此刻身体感觉到的：比如心脏区域的刺痛，肌肉紧张，恶心和情感对身体造成的影响。

这前两种认知的方式包括所有我能知道的当下的现实，正如我所体验到的。

第三种认知方式和前两种完全不同——因为它涉及到不在当下现实中

的东西：

　　》基于幻想行为的觉察和认知。这里包括当下体验之外所有的精神活动——所有我想象的，解释的，猜测的，想的或者计划的，还有所有过去的回忆和每个对未来预设的想法。

　　我想请你非常仔细的区分这三种认知的差别。你还记得这本章开始的时候说的吗？为了更好的了解自我，首先要加强总体的觉察能力。

　　如果你学会区分对外部世界的认知，对内在世界的认知以及对你的幻想的认知，那么你在向用更平静和放松的态度来生活这个目标方面，已经迈出了一大步了。

　　很多时候，外部世界实际存在的夺走你平静和放松状态的压力因素，对你造成的困扰，比你内心里的压力因素要少。这种内在的压力因素是一些念头，比如："这我永远做不到！"，"我必须做得更快（更好，更完美）！"或者"我做的一切都是错误的！"这种自我造成的压力因素的清单可以写上好几页。

　　那么现在你如何能够区分哪些对你起作用的压力因素是不可避免的，而哪些又是可以避免的呢？

　　在此，你必须首先学习区分不同的认知层面（对外部世界的认知，对内在世界的认知，和对自我想法的认知）。因为只有这样你才可以辨别，压力因素是从外部影响到你，还是通过你在自己内心里产生的幻想而来。

学习区分不同的认知层面

　　请你想象一下以下的情景——一对夫妻坐在早餐桌边。丈夫问妻子以下的问题："亲爱的，咖啡还有吗？"这个乍一听很客观的问题可能会有完全不同的背景。这个问题可以表示：我还想再喝一杯咖啡，但是我不清楚，壶里还有没有咖啡。我妻子坐的位置离咖啡壶比我近。所以我对妻子提出这个问题，想让她看下壶里是否还有咖啡。

但这个问题也可以表示：亲爱的，和你一起吃早饭太美好了。我想在这里多坐一会儿，和你多聊会儿天。这种表示所包含的意思，远远不止于只是问咖啡有还是没有；丈夫表现的是他眼下的惬意和对妻子的爱意。

或者这个问题是提要求的意思：这个丈夫属于那种认为女人存在这个世界上的意义就是要服侍丈夫，所以像他的曾祖父那代人一样理所当然的认为，他的妻子在餐桌上要悉心备至地照顾他。

当然也会有这样的可能，丈夫很生气，因为他的妻子烧了太少的咖啡，才喝了一小杯就没有剩下的了。因为知道咖啡壶里空了，他问妻子还要更多的咖啡。这就是说，他虽然好像只是提了一个客观的问题，但潜台词是对他妻子的责怪。

还可以设想的是，丈夫用这个带有责怪的问题发泄平时对妻子的不满，而这和他对因为喝不了咖啡的不满无关（或者至少关系不大）。

另一方面，在妻子的心里，她对听到他丈夫的问题时候的内心想法也是类似的。她会用不同的方式来理解这个问题——无论他的丈夫到底是什么意思：作为客观的提问，作为爱的证明，作为提要求或者作为潜藏的责怪。

你现在看到了吧，即使是对一个本质上无足轻重的问题提出的这么小的，而且看上去客观的问题，里面包含了多大的压力和冲突可能性啊！

在以上的这个例子里，如果妻子能够清楚的区分不同的认知层面的话——比如区分她实际听到的，和她认为她听到的，对她会有很大的帮助。

我们继续展开谈我们的例子：在第一个认知层面上（认知外部的世界），妻子听到她丈夫对她说的话。她也可以认知到，她的丈夫用什么语气说的话（响的／轻的，语调丰富的／语调单一的，慢的／快的等等，但不是：友好的／不友好的，充满责怪的／客观的——这已经不在感官认知的领域，而是对认知的解释了）。可以认知的事物还包括比如丈夫的表情和肢体语言，他的身体姿势和眼睛看的方向。

在第二层认知层面（对内在世界的认知）上，妻子可以感觉到，当她听到她丈夫讲的话后，在她身体里发生的变化：比如在身体的不同区域温暖或者冰冷的感觉，心跳加速，不舒服或者舒服的感觉。这些身体的体验和她丈夫的问题有关系，但也可以没有直接关系。

从我多年来从自己身上，以及作为心理医师的经验来看，对于未经练习的人来说，一开始要区分感官对于真实存在的世界的认知和对我们自己幻想和想象的认知，是异常困难的。以下的练习，作为对于加强认知和觉察能力的入门方式是非常有帮助的。

练习 20

认知的不同层面

» 请你先花一些时间，留意你当下的认知。请对自己说："现在我认识到……"，并用你在此刻认知到的东西结束这句话。

» 然后请你思考下，这是外在的还是内在的东西。你的认知指向哪个方向？是往你的身体以外的事物去，还是身体之内的事物来？

» 现在让你的注意力集中到你最后认知到的内在或外在的事物上，然后通过把注意力集中到第三个认知层面来加深你的印象：什么样的幻想，念头和头脑中出现的画面浮现在你的第三认知层面里？

» 请你注意观察，当你忙于一个念头或者一幅内在的头脑里的画面的时候，你对内部或外部现实的认知是怎么弱化或者甚至完全中止的。

这个练习由两个人来做当然更好——因为练习者会收到反馈，并且两个人能够相互修正对方的认知和印象。

如果你幸运地可以和别人一起练习的话，我们推荐你下一个练习，以进一步深化加强你的认知和觉察能力。

练习 21

我认知到 — 我想象

» 你和你的同伴面对面站好，并且商定在这个练习中谁是甲，谁是乙。由甲先开始说，他在乙身上认知和观察到的东西。重要的是，用这种表达方式，即"我认知到（觉察到）……"，开始每一句表示观察的句子。

» 请记住，你能在对方身上认知和觉察到的，只能是你的感官接触到的东西——比如是你在对方身上听见的，看见的，闻见的，感觉到的或者尝到的。一切其他东西要么属于对身体感觉的内在认知，或者要么属于幻想的领域（念头、画面、解释和判断）。

» 比如你可以说："我认知到，你现在穿着一条蓝色的牛仔裤和一件红色的外套。我认知到，你挺直地坐在椅子上。我认知到，你的左腿搁在你右腿上。"

» 不要用这样的句子来表达认知："我认知到，你现在感觉悲伤，幸福，无聊等等。"或者："我认知到，你是善于思考的人。"在这里，能认知到的事物仅限于："……你有湿润的眼睛。"或者："……你皱眉头。"所有其他的认知都是阐释，是你的幻想活动。另外，在这个练习里，你对认知事物的说明，阐释是对是错无关紧要。重要的只是，你要学习很好的区分认知和幻想活动。

» 现在你可以用以下方式对这个练习稍加变化：甲告诉乙自己的认知，用我们练习中通常的方式开始："我认知到……"然后，甲告诉他的同伴一个该认知引起的念头，用这样的话开始："我想象……"

» 这可以是这样的例子："我认知到，你穿着蓝色牛仔裤和红色的上衣，我想象，红色是一种你特别喜欢的颜色。"或者："我认知到，你的眼睛润湿了，我想象，你现在感觉悲伤／你刚才切了一个洋葱／刚才一阵冷风把你的眼睛吹得流眼泪了⋯⋯"等等。

> 如果你经常重复做这个练习——和同伴一起或者甚至一个人做（比如利用看医生或者在商店里需要等待的间隙时间），你将会能够越来越好的区分三种不同的认知层面。

很多你迄今为止想当然认为是"客观事实"的东西，你现在突然可以区分来认知了——是感官表达，是对一种外部或者内部刺激的身体反应或者是你自己幻想的"怪物"。

这种认知和觉察方面的区分能力是获得更放松的生活的重要前提。

为什么？

因为你现在对比过去，能更容易能够区分外在的压力源（比如机器噪音）和由你的内在而来的压力源（比如一个念头，如："我一分钟都不能再忍受这噪音了！"——"我这种情况下怎么能够集中注意力呢？"或者："外面有没有喧嚣我都无所谓了；反正我也完不成我的工作了。"）

第十二章 做一张属于你自己的压力总结表

现在是时候做一张"压力总结表"了——这意味着，请你仔细思索下，你的压力是如何产生的。你会确知，你日常生活中每天与之斗争的压力的很大一部分，完全不是客观的存在于外部世界中，而是产生于你自己的幻想——你的想象和解释，以及你对自己和他人的画面。在这方面，儿童时期失败的经验会起一定的作用。但这种由自己内心里产生的"自我造成的"压力，也是最容易去施加影响和主动掌控的。人们只要清晰的认识他内在的"压力机制"并且进行分析——这已经是往放松，不带着压力去生活的方向迈进了第一步了。

你的生活中有哪些压力因素？

现在，因为你加强了认知能力，并学会了区分不同的认知层面，对你来说分析生活中要与哪些压力因素做抗争不再是件难事了。这些压力因素中的哪些对你来说特别有精神负担，并且这属于哪个认知层面：你的压力主要是来自于外部，感官的认知（这里指的是来自客观存在于外部世界的事物）还是来自内在的认知（比如心跳加速或者压抑状态）？或者压力产生于你自己的想法，解释和主观的感觉——换句话说：压力产生于你的幻想里？

对自己压力的总结评估是避免以及和摆脱压力的重要前提。

练习 22

压力总结表

这个练习需要足够的耐心。练习大概需要一个小时的时间，请你确保在这段时间内尽可能地不被打扰。请你选择一个没有人会打扰你的时间段和地点，让你自己在这一个小时内能够安静的反思。

远离这样的想法，诸如："我现在本该……"，"我一定要……"——你现在有最好的前提条件，彻底地做一次总结，找出你生活中最重要的压力源。

» 请你拿出几张纸和笔，花十分钟时间写下所有让你在生活中处于压力的事物。完完整整地把所有你想到和这个主题有关的一切都写下来，不要对此加以思索，不要评分，也不要有选择性。别人不会看到你这张纸上所写的内容的。当可写的内容渐渐变少，并且在一段时间后完全到头了的时候，请你把笔放在一边，闭上眼睛一会儿，仔细觉察自己的内心世界。请你观察下，当下在你心里发生了什么。

» 当你稍稍远离了你写下的内容一小会儿之后，请你再次拿起所写的内容，心平气和的从头至尾读一遍，并且带着这样的问题："这些事物是如何互相联系在一起的？"你也可以把相互关联的压力因素用彩色笔着重划出来。找出你自己的排序标准！但是不要自己给自己压力！这里没有所谓的"对"或者"错"。跟着你自己的直觉——排序标准会自然而然的产生。

» 现在，从你的名单里最多选出 8 条内容，你认为是在你的生活里最经常遇到或者最强烈的压力因素。

» 请你把这些压力因素填写在下面的表格里，并且彻底地加以思考。

» 这些压力因素更多的是外部世界的认知，内部世界的认识或者是基于你自己的幻想？（如果你不是很确定，你是否还正确的记得这三种认知层面，请你再阅读一遍**第十一章"这样来强化你的觉察能力"**。）

》请在下面表格中的右侧，在你的压力因素旁边对应的位置填写这属于哪个认知层面。

》也许会有这个或那个压力因素是如此的复杂，以致于你无法给出明确的归类。那么请你在一个单独的压力因素范围内区分不同的要素。

》让我们举个例子，你住在一条车来攘往的街道旁，交通的噪音让你感觉有压力。你认识到，这个压力因素由不同的必要部分所组成！一方面是车辆频繁驶过的街道。汽车发动机的轰鸣声，卡车隆隆的开过街道，汽车刹车刺耳的声音，还有摩托车轰油门的噪音。这是由外部认知产生的压力。

》噪音也许在你的心里引起了内部的，对身体的认知——比如心跳加速或者头疼。这是第二个认知层面。

》此外，还会产生这样的想法，诸如："为什么这群笨蛋深夜在我的卧室窗户外搞汽车拉力赛！"或者："这些噪音让我发怒和生病。我在这个屋子里一天也呆不下去了！"或者："为什么我偏偏要住在这间嘈杂的屋子里？我永远买不起一间像样的房子！"或者："汽车，卡车，摩托车肯定是要在路上开的，为什么我对噪音那么敏感呢？我在夜里失眠都是我自己的错。我肯定不是唯一遭受这噪音骚扰的人，但别人却都睡的好好的啊！"或者："我再也忍受不了这种状态了！我要向有关部门建议新的交通方案，我要改善我的处境。"这些是基于你的想像活动的认知。这样来看，一个单独的压力因素可以包括所有三个认知层面。

请把你最经常出现以及最严重的压力因素填写在下面空行里。

（此页不必填满。如果你的生活中少于 8 项重要的压力因素——只有更好！）

1. _____
_____

2. _____
_____

3. _____
_____

4. _____
_____

5. _____
_____

6. _____
_____

7. _____
_____

8. _____
_____

在以下空行里，请你写下单个的压力因素属于哪个认知层面（或者哪几个认知层面）：对外部世界的认知，对内部世界的认知还是幻想的活动？

（如果你愿意的话，你还可以在旁边写上几句原因或者解释。）

_____

_____

_____

_____

_____

_____

_____

_____

_____

_____

_____

_____

_____

_____

_____

想必你已经发现，在很多你生活中与之相对抗的压力因素里，"你的幻想活动"这个认知层面在其中起了很大的影响。重要的不只是外部的压力因素（就是说，在外部世界客观存在的），而是你主观上对待这个压力因素的方式。

这就好比对待交通噪音这个压力因素，你可以用完全不同的方式去对待。你能挤出精力，创造勇气，单独或者与他人一起致力于改变你的境遇——或者深陷绝望和抑郁的泥沼。你可以在内心积压愤怒，自怨自艾，对压力"忍气吞声"，或者也可以积极地征服和战胜压力。

由童年记忆引起的压力

如果有所谓"旧的故事"夹杂其中，使得客观处理压力因素难度加大的话，那么对你来说，就更不容易区分内在和外在的压力因素了。这些的所谓"旧的故事"比如说是你尚未能够正确对待或者还没有完全处理好的早期童年回忆，所以这些回忆甚至在今天还给你带来不必要的压力。

我们举个例子，你对你的上司很生气，因为每次你有改善工作环境的建议而求助于他的时候，他都让你碰钉子。这个例子所表现出来的现象非常值得我们做进一步的观察。

你和你上司之间的沟通困难可能有完全不同的原因。这个原因可能在于你的上司，他也许不愿意承认，一位下属为改善工作环境做出了重要的贡献。或者也可能是你的上司出于某种个人的原因无法包容你，所以不回应你的建议——这里无关乎你的建议的质量。

但是也有可能是你自己的原因；比如你提建议的方式（用什么语气，用什么表达方式，在什么时间，在什么地点等等），或者也可能是由于你的建议的内容。

让我们假设你的建议内容方面来说非常好。提建议的方式和时间也经过仔细考虑——但你的上司还是不回应你。显然他和你交往中有某些问题。

那么你对此如何反应？你可能感觉受伤，并开始对你的上司感到愤怒。为什么他不能毫无偏见地听一次我的建议？你问自己。或者你对自己感到生气，因为你虽然已经慢慢地知道你上司的反应，但你还是一而再再而三地提出新的建议。或者你满受委屈地完全退出，以后再也不提任何改善建议了。或者你坦率地和你的上司谈论你们之间的问题。这里有不计其数的可能性……

现在让我们继续假设，当你小的时候，你的父亲用今天你的上司对待你的方式来对待你。显然，在工作中与你上司沟通的过程中，你会由此联想到你的父亲，并且开始把你的上司和父亲相提并论。如果这种情况在无意识状态下持续进行，这种被心理学家称为"心理投射"的现象会愈发严重。你在你上司身上只会看见你的父亲，你会用同样的感觉和行为方式来面对他，正如你小时候面对你父亲一样，而你也会预期你的上司有相同的行为方式，好像过去你的父亲一样。

这样做会产生的问题是显而易见的：你在这种用父亲对比上司的心理投射过程中，会逐渐失去和现实的正常关联，并且越来越难认识到，其实你的上司和你的父亲彼此并不相同。你也几乎不会意识到，今天你已经不再是小孩子了，并且比你小的时候面对你父亲，你有很多不同的行动可能性可供选择。由此，你的行为，感觉和行动模式极大的受到限制——这些模式总是基于过去满是冲突的遭遇和关系。

在这种情况下，你的潜在压力产生的原因会在很大程度上追溯到所谓"旧的故事"——早期童年的伤害和委屈，它们总是使你须忍受新的伤害和委屈，直到你认识到旧的伤害委屈和当前压力之间内在的关联，并且有意识的从"旧的故事"解脱出来，以真正迎接当下的，此时和此地的真相。

请用以上观点再审视一遍你的压力因素列表。

你能够做什么，以减少隐藏在"旧的故事"里的潜在压力呢？

如果你总是有这样的感觉，某种特定的困难处境在你的生活中频繁重复出现，你应该问自己："我曾几何时知道这种感觉，这种行为方式，这个问题？这让我回忆起过去的什么吗？想起自己童年时候的某个经历吗？"对于由"旧的故事"所产生的潜在压力，很大程度上可以适用以下的原理："风险被识别，危险被排除"（Gefahr erkannt, Gefahr gebannt）。一种你所能辨别和认知到的心理投射，会比潜藏着起作用的心理投射更容易被瓦解。

如果你在这个问题上因为这样或那样的情况停滞不前，请你不要顾虑于寻找有经验的咨询顾问或者治疗师的帮助。而许多这类的问题冲突无需借助第三方的帮助就可以得到完善的解决。

第十三章 建立你个人的"减压项目"

通过"压力总结表"想必你已经很清楚地知道：获得更深入放松的方式始于诚实的分析你当下生活的基本情况。哪些情况使你限于压力？这种压力来源于何处？主要是由你的幻想活动而"自己制造出来的"压力——你的想法，猜测，恐惧，解释，还是这种压力因素确实客观的存在于外部世界里？你是否可能会倾向于通过你的幻想活动增强客观的压力因素？或者是某种身体的压力因素让你备受煎熬——比如头疼或者睡眠障碍？你在上一章里对自我压力因素的总结是第一步。作为下一步，你需要思索具体的措施，以完全掌控你的压力因素。

如何才能最好的掌控不同的压力因素

在上一章里，你练习了如何把你的压力因素归类到具体的认知层面。这种分析是很重要的，因为你可以用什么方式来对抗或者减轻某个压力因素，很大程度上取决于它属于何种认知层面。

在外部世界里客观存在的压力因素，如我们在交通噪音的例子里所看见的那样，人们通常可以用非常具体的措施来完全掌控。比如人们可以进行公开的呼吁；人们可以通过安装隔音玻璃减轻噪音或者也许把他的卧室或者工作室搬到另一间房间里。

但是很多情况下，伴随这种客观存在的压力因素而来的，还有通过我们的幻想活动而产生的，"自己制造出来的"压力：这意味着，我们通过这样的想法，如"在这种噪音底下，我无法清晰的整理想法"或者"现在已经一点钟了，而我还躺在床上睡不着"，让我们自己更深的陷于愤怒、恐惧或者焦虑。

这里的神奇口诀是"自我暗示"。如果在你的"自己制造出来的压力"中，负面的幻想活动起很大作用的话，你应该更加专注的把第五章重读一遍（《做一次幻想旅行》）。之后你会知道，如何才能用最佳的方式处理你的由幻想而来的压力因素：用积极的念头和想象代替负面的念头和想象。创造积极的暗示语句，使压力变得更容易忍受。你可以对自己说下面的话（还是用我们之前的例子）：

"噪音从我身边嗖的一声就过去了；我完全没有感觉到它。我非常平静和放松。"或者："我用平静和自信面对我的上司。"

你也已经了解了，用图案呈现的想象比单纯的语句更能持久地影响到人的心理。

所以你可以为你的暗示语句创造相应的心灵图片。把具体的场景描绘出来，你在其中平静而自信的面对你的上司，同时他也接纳了你。想象一下，你和你上司的关系是如何通过已经转变的，充满自信的行为而越来越得到改善的。

然后，正如你在幻想旅行的章节里已经学到的，你可以用这些暗示语句这样来练习：首先，你可以借助自生练习的帮助使自己处于一种平静放松的状态，然后仔细听这些暗示语句。

通过这些自我暗示，你虽然不能直接改变客观存在的压力，但是你可以改变对待这个压力的态度——以使情况间接得到改善。因为你已经知道，主观的体验在"压力"这个主题中扮演了多么重要的角色。

现在，还剩下一个方面的问题：基于内在世界认知层面的压力（身体的感觉比如心悸、焦虑状态、失眠等等）。在这方面，第四、六和七章的放松练习可以为你提供很好的帮助。尤其是自生练习，对由压力造成的身体和健康问题的改善有很好的作用。另外，冥想（第十章）也可以提供很好的帮助。如果"身体压力"对你而言扮演重要角色的话，请你再次仔细阅读以上章节，并思考一下，哪些放松练习对解决你的特殊问题是最合适的。

我最容易影响哪些我的压力因素

» 请你再翻到练习 22（"压力总结表"），并从列表中找出你不需要耗费太多时间和精力就能够影响得到的压力因素。

» 把这些压力因素填写到以下表格中的左边表单里，并对应写上这个压力因素属于哪个认知层面（或者也许属于好几个认知层面）。

» 然后，你在表格右边的表单中针对每一点，填写情况可以得到改善所需的可能的第一个步骤。如果是"自己制造出来的"，"基于幻想的"压力因素，你可以在右边表单的空行里，写下一句暗示语句，可以使你积极地影响你对待这个压力的内在态度。如果是客观存在的可以通过具体的措施影响到的压力因素的话，那么请你写下来，哪些措施是你希望并且能够优先采取的。如果你的压力因素首先是对你有身体方面影响的话，也许你可以使用本书所提供的放松练习来减轻压力。在这方面，暗示语句也很有帮助。

» 现在，从所有这些可能的步骤里找出最容易执行的一个，并把它填入为此准备的空格里——然后，

现在立刻就去做。

我最容易能够影响的压力因素

请在以下表格里最多填写 5 项你认为不需要耗费许多精力就可以影响得到的, 或者甚至可以完全消除的压力因素。

并请在每条压力因素下面, 写上它属于哪个 (或者哪几个) 认知层面。

1. _____

认知层面 (一个或多个) :

2. _____

认知层面 (一个或多个) :

3. _____

认知层面 (一个或多个) :

4. _____

认知层面 (一个或多个) :

5. _____

认知层面 (一个或多个) :

我想采取的措施

请在以下栏目的"第一步"里，填写相应的改善局面的第一个步骤。

记住：尽可能填写那些不需要很多时间和精力就能够采取的措施！

压力只有通过每一个小的解决步骤才能被真正掌控。请在以下文本框里填写"第一步"中最简单的一个步骤——并且马上去做。

第一步：＿＿＿＿＿＿＿＿＿＿＿＿＿＿＿＿＿＿＿＿＿＿

第二步：＿＿＿＿＿＿＿＿＿＿＿＿＿＿＿＿＿＿＿＿＿＿

第三步：＿＿＿＿＿＿＿＿＿＿＿＿＿＿＿＿＿＿＿＿＿＿

第一步：＿＿＿＿＿＿＿＿＿＿＿＿＿＿＿＿＿＿＿＿＿＿

第二步：＿＿＿＿＿＿＿＿＿＿＿＿＿＿＿＿＿＿＿＿＿＿

第三步：＿＿＿＿＿＿＿＿＿＿＿＿＿＿＿＿＿＿＿＿＿＿

第一步：＿＿＿＿＿＿＿＿＿＿＿＿＿＿＿＿＿＿＿＿＿＿

第二步：＿＿＿＿＿＿＿＿＿＿＿＿＿＿＿＿＿＿＿＿＿＿

第三步：＿＿＿＿＿＿＿＿＿＿＿＿＿＿＿＿＿＿＿＿＿＿

第一步：＿＿＿＿＿＿＿＿＿＿＿＿＿＿＿＿＿＿＿＿＿＿

第二步：＿＿＿＿＿＿＿＿＿＿＿＿＿＿＿＿＿＿＿＿＿＿

第三步：＿＿＿＿＿＿＿＿＿＿＿＿＿＿＿＿＿＿＿＿＿＿

第一步：＿＿＿＿＿＿＿＿＿＿＿＿＿＿＿＿＿＿＿＿＿＿

第二步：＿＿＿＿＿＿＿＿＿＿＿＿＿＿＿＿＿＿＿＿＿＿

第三步：＿＿＿＿＿＿＿＿＿＿＿＿＿＿＿＿＿＿＿＿＿＿

紧接下来该怎么做

请你记住：导致积极改变的第一步是最重要的。如果你做了第一步，你首先不要去想你将面临的很多之后的步骤。好好花些时间，庆祝自己成功完成了最重要的第一步。如果你愿意，你可以组织一次小型聚会或者奖励自己真正能给自己带来快乐的东西。

当你采取了第一个措施，享受了成果并且也心满意足地庆祝了之后，你可以接着做第二步，然后是第三和第四步，以此类推——直到你成功地掌控了你的压力。

然后你可以去处理其他容易影响得到的压力因素，并用相同的方式进行。

如果你愿意，你可以把计划好的其他步骤填写在栏目"第二步"和"第三步"里。一般来说，如果人们把目标用白纸黑字写下来，就能更容易地去实现。

但是请你千万不要操之过急！在你的"减压项目"中给自己足够的时间。平静放松的心态是不可能在时间或者业绩压力下学成的；它只会在一种放松的，充满希望的和积极的心态中才能成长。（在教育学里被称作"从做中学"——意思就是说，只有动手去做，人们才能真正学会一样东西。）

练习 24

长期的减压项目

你现在成功地掌控了你的容易影响的压力因素。现在你已经准备好面对接下来的，略有难度的第二步了。

» 请你从练习《压力总结表》的列表中选出以下压力因素，它们是那些可以被影响的到，但是需要更多的时间和精力去处理的压力因素。

» 比起容易受到影响的压力因素，处理难度更高的压力因素的时候有这样的原则，你应该缓慢的，一步一步地进行——不要匆忙，不要觊觎快速的成功，而是采用平静和放松的态度，并且富有耐心。在漫长的旅途中，休息是必要的，身心体力恢复的时间，游戏的时间，睡觉的时间。所以，你需要有意识的把放松练习，"幻想旅行"和自我暗示语句更多的加入到你的减压项目里。你会用到这些练习，以使你在即将踏上的漫长旅途中，不会"喘不过气来"。

» 请你在以下表格中的左侧表单里，最多填写 5 个长期才能解决的压力因素。在压力因素的下方，请你写上这些压力因素对应的属于哪些认知层面。

» 现在——想必你已经知道，接下来要做什么了吧？是的，你猜对了。请你在右边的空行里写下，减轻这些压力因素你要做的第一步是什么。接着，请你从所有的步骤里选出你首先想做的，把它填写在右边的文本框里，然后这么去做吧！

需要更长时间去对付的压力因素

请在以下表格里最多填写 5 项压力因素，这些压力因素虽然可以被控制，但是对付它们需要更多的精力。

并请在每条压力因素下面，写上它属于哪个（或者哪几个）认知层面。

1. _____

认知层面（一个或多个）：

2. _____

认知层面（一个或多个）：

3. _____

认知层面（一个或多个）：

4. _____

认知层面（一个或多个）：

5. _____

认知层面（一个或多个）：

措施

请在以下栏目的"第一步"里，填写你对付压力因素想要采取的第一个措施！

并在以下文本框里，填写这些步骤中最简单的一个措施，然后马上去执行。

第一步：＿＿＿＿＿＿＿＿＿＿＿＿＿＿＿＿＿＿＿＿＿＿＿＿＿

第二步：＿＿＿＿＿＿＿＿＿＿＿＿＿＿＿＿＿＿＿＿＿＿＿＿＿

第三步：＿＿＿＿＿＿＿＿＿＿＿＿＿＿＿＿＿＿＿＿＿＿＿＿＿

第一步：＿＿＿＿＿＿＿＿＿＿＿＿＿＿＿＿＿＿＿＿＿＿＿＿＿

第二步：＿＿＿＿＿＿＿＿＿＿＿＿＿＿＿＿＿＿＿＿＿＿＿＿＿

第三步：＿＿＿＿＿＿＿＿＿＿＿＿＿＿＿＿＿＿＿＿＿＿＿＿＿

第一步：＿＿＿＿＿＿＿＿＿＿＿＿＿＿＿＿＿＿＿＿＿＿＿＿＿

第二步：＿＿＿＿＿＿＿＿＿＿＿＿＿＿＿＿＿＿＿＿＿＿＿＿＿

第三步：＿＿＿＿＿＿＿＿＿＿＿＿＿＿＿＿＿＿＿＿＿＿＿＿＿

第一步：＿＿＿＿＿＿＿＿＿＿＿＿＿＿＿＿＿＿＿＿＿＿＿＿＿

第二步：＿＿＿＿＿＿＿＿＿＿＿＿＿＿＿＿＿＿＿＿＿＿＿＿＿

第三步：＿＿＿＿＿＿＿＿＿＿＿＿＿＿＿＿＿＿＿＿＿＿＿＿＿

第一步：＿＿＿＿＿＿＿＿＿＿＿＿＿＿＿＿＿＿＿＿＿＿＿＿＿

第二步：＿＿＿＿＿＿＿＿＿＿＿＿＿＿＿＿＿＿＿＿＿＿＿＿＿

第三步：＿＿＿＿＿＿＿＿＿＿＿＿＿＿＿＿＿＿＿＿＿＿＿＿＿

现在请你再次和之前一样做：好好地庆祝下你第一步的成功。然后思考之后的步骤，把它们按顺序填写在前面的措施目录表格里，并且立刻去做。当你的措施表单全部填满，并且你已经做了所有处理你的"长期项目"的必要步骤后，那么现在是时候全力以赴地处理最后，也是最困难的任务了。

现在，在你的压力总结表上肯定还剩有一些压力因素，它们既不属于第一类（"容易对付的压力因素"），也不属于第二类（"需要长期对付的压力因素"）。

这些是你无法自己对付的压力因素——它们属于"需要发生一个奇迹！"才能解决的那一类。

但这不是放弃的理由。因为通过分析和对你的压力因素进行系统的分类，把它们分成能够对付的，和不能对付的类型，你已经做了一项重要的工作。在此，我想起李开复在《做最好的自己》这本书里，引用的美国神学家尼布尔写的一段祷告词：

神啊，求你赐给我平静的心，

去接受我无法改变的事；

赐给我勇气，

去做我能改变的事；

赐给我智慧，

去分辨两者的不同。

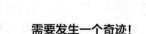

需要发生一个奇迹!

"接受无法改变的事",并不意味着你什么都不能做。

也许找不到你眼下可以立刻采取的具体措施,以完全消除这些压力因素。但是一定有可能性,能够积极的影响你的内在态度——你应对这些压力的方式,以减少无法避免的压力对你的健康产生负面的影响。换句话说,你虽然不能直接与此压力相对抗,但是可以消减它对你的影响。在这方面,你需要首先采用自我暗示和放松练习的方法。通过这些方式,正如你已经看见并且在自己的身体上体验到的那样,会产生很好的效果。

» 现在请你提起勇气,历数一遍(眼下的)无可避免的,而你又必须与之相处的压力因素。然后把每个压力因素对应的具体措施放在一起,通过这些措施或许会使你的生活更容易承受这些压力。这可以是一个由放松练习,自我暗示和积极的内在画面所组成的练习项目;但是也许你还会想起一些别的措施,以使你即使身处每天的压力之中,却依然可以设定生活积极的重点。

» 请你在之后的表格中写下不可避免的压力因素和与之相对应的"减压措施"。然后请你思考一下,你想用什么先后顺序来执行这些措施,并请为这些措施编号。

不可避免的压力因素

请你列出你生活中不可避免的压力因素，也就是说，是你目前对此无法采取任何行动的压力因素。希望不要多于 5 个哦！

1. _____

认知层面（一个或多个）：

2. _____

认知层面（一个或多个）：

3. _____

认知层面（一个或多个）：

4. _____

认知层面（一个或多个）：

5. _____

认知层面（一个或多个）：

减压措施

现在请你建立一个"减压项目"。请你在以下空行里对应你不可避免的压力因素，最多写下 3 条措施，借由这些措施也许可以使你更容易承受这些压力。

_____

_____

_____

_____

_____

_____

_____

_____

_____

_____

_____

_____

_____

_____

请用你想要执行的先后顺序，为你的减压措施排序。把数字填写在下面的文本框里。你的第一个减压措施是什么？去实现它吧。现在马上！

教学音频

练习 6 —— 安静练习

练习 7 ——肢体沉重感练习

练习 8 ——温暖感练习

做一次幻想旅行——沙滩

做一次幻想旅行——气球旅行

做一次幻想旅行 —— 放松的飞行旅途

练习 12 —— 渐进式肌肉放松练习

练习 16 —— 像一棵栽在清澈溪水边的树那样生活

练习 19 —— 日常生活中的"停下"冥想

想了解更多减压方面的知识及放松练习课程的书友可登陆作者的网易博客：http://anti-stress.blog.163.com